DR. MED. CHRISTOPH PIES

IN DER SPRECH STUNDE: HARNBLASE

DR. MED. CHRISTOPH PIES

IN DER SPRECHSTUNDE: HARNBLASE

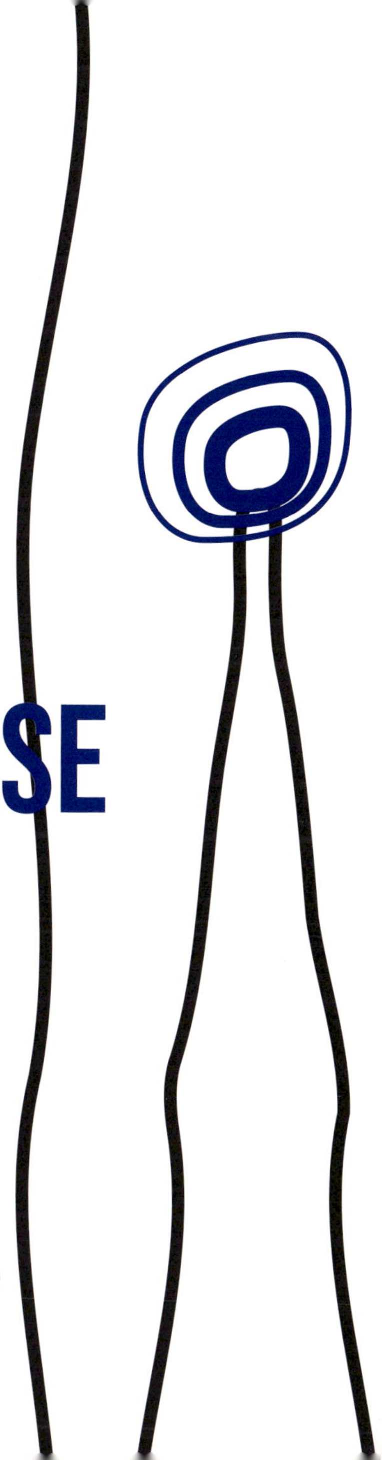

VERSTEHEN
BEHANDELN
HEILEN

herbig sprechstunde

Bildnachweis
Mit 3 Illustrationen von Shutterstock (Seite 8, 10, 66).
Mit 3 Illustrationen von Lucy Pies (Seite 13, 47, 92).

Impressum

Umschlaggestaltung von Hanna Schindehütte nach einem Entwurf von Markus Haas.

Alle Angaben in diesem Buch erfolgen nach bestem Wissen und Gewissen. Sorgfalt bei der Umsetzung ist indes dennoch geboten. Der Verlag und der Autor übernehmen keinerlei Haftung für Personen-, Sach- oder Vermögensschäden, die aus der Anwendung der vorgestellten Materialien, Methoden oder Informationen entstehen könnten.
Sollte diese Publikation Links auf Webseiten Dritter enthalten, so übernehmen wir für deren Inhalte keine Haftung, da wir uns diese nicht zu eigen machen, sondern lediglich auf deren Stand zum Zeitpunkt der Erstveröffentlichung verweisen.

Im Interesse einer besseren Lesbarkeit wird nicht ausdrücklich in geschlechtsspezifischen Personenbezeichnungen differenziert. Die gewählte männliche Form schließt eine adäquate weibliche Form gleichberechtigt ein.

Unser gesamtes Programm finden Sie unter kosmos.de/herbig.

Christoph Pies im Internet: www.doc-pies.de

Gedruckt auf chlorfrei gebleichtem Papier

ISBN 978-3-96859-019-6
Projektleitung: Nicole Janke
Redaktion: Christine Gerstacker, München
Gestaltungskonzept, Gestaltung und Satz: DOPPELPUNKT, Stuttgart
Produktion: Hanna Schindehütte, Vanessa Frömmig
Druck und Bindung: Longo AG
Printed in Italy / Imprimé en Italie

FSC
www.fsc.org
MIX
Papier aus verantwortungsvollen Quellen
FSC® C023164

INHALT

VORWORT

Liebe Leserin, lieber Leser!
Dies ist kein Buch ausschließlich für Frauen. Zwar sind diese häufiger von Problemen mit der Harnblase betroffen, aber auch Männer sollten sich unbedingt der Lektüre des Buches widmen: Falls Sie nämlich männlich und über 50 Jahre alt sind, so werden auch Sie sich in diesem Buch mit großer Sicherheit wiederfinden. Jeder zweite Mann bekommt in seinem Leben durch die Prostata bedingte Probleme beim Wasserlassen. Weitere Beschwerden durch die Blase wie Entzündungen, Urinverlust oder Blasenkrebs sind bei beiden Geschlechtern so weit verbreitet, dass sie zweifellos als Volkskrankheit gelten können. Und wer dort Probleme hat, dem stellen sich viele Fragen. 165 dieser Fragen habe ich genau so, wie sie mir tagtäglich in der Sprechstunde gestellt werden, in diesem Buch zusammengetragen. Ziel ist es, das Wissen zur Harnblase nach aktueller Studienlage und auf Basis medizinischer Leitlinien kompakt und in leicht verständlicher Frage-Antwort-Form wiederzugeben. Der Bogen spannt sich von den Ursachen und ersten Anzeichen über die Diagnose- und Therapieverfahren bis hin zu den Möglichkeiten, selbst vorbeugend aktiv zu werden. Denn gegen Blasenbeschwerden kann fast immer etwas getan werden. Nur ein informierter Patient, der sich seinen Beschwerden stellt, kann sich aktiv um eine erfolgreiche Behandlung kümmern. Und dabei möchte ich Ihnen helfen. Mein besonderer Dank geht an dieser Stelle an Frau Nicole Janke vom Herbig-Verlag für die Organisation und an Frau Christine Gerstacker für das Lektorat. Und nun, liebe Leserin und lieber Leser, wünsche ich Ihnen eine anregende und gewinnbringende Lektüre.

Ihr Dr. med. Christoph Pies

HARNBLASE: GRUNDLAGEN

1

1

Wie ist der Harntrakt aufgebaut?

Der Harntrakt besteht aus den beiden Nieren mit den Nierenbecken, den Harnleitern, der Harnblase und der Harnröhre. Zusammengefasst werden diese Strukturen »die ableitenden Harnwege« genannt.

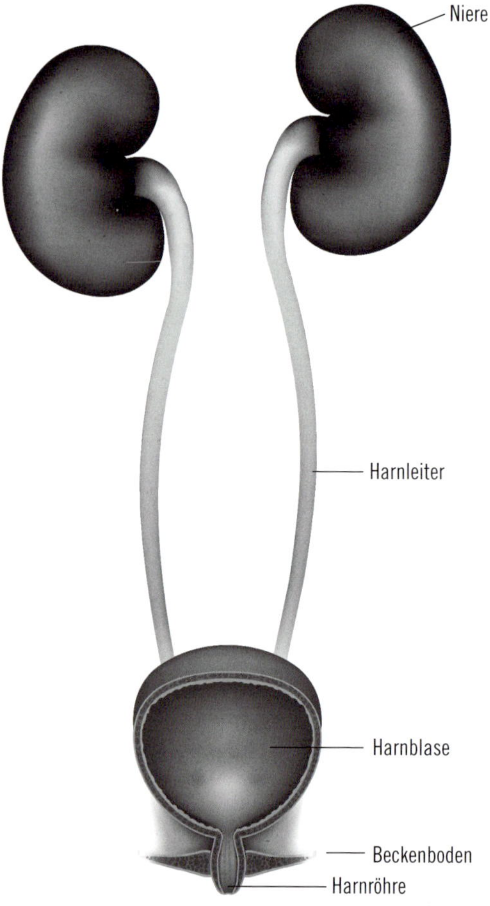

Harntrakt (frontal), Frau

Die gut faustgroßen und bohnenförmigen Nieren liegen im hinteren Bauchraum, dem Retroperitoneum, links und rechts neben der Wirbelsäule. Diese Regionen unter den Rippen und oberhalb des Beckenkamms werden auch als Nierenlager bezeichnet. Die Nieren produzieren kontinuierlich Urin und geben diesen über die Nierenkelche in die trichterförmigen Nierenbecken ab. Über die 25–30 cm langen Harnleiter erfolgt der Weitertransport des Urins in die Harnblase. Dies geschieht durch eine rhythmische wellenförmige Pumpbewegung der Muskeln in der Harnleiterwand. Bei Eintritt in die Harnblase verlaufen die Harnleiter schräg durch die Blasenmuskulatur und münden über zwei schlitzförmige Öffnungen in den hinteren unteren Bereich der Harnblase ein. Durch den schrägen Durchtritt wird ein Rückfluss von Urin in die Harnleiter verhindert, da die Harnleiter bei zunehmender Blasenfüllung von innen abgedrückt werden. Die Blase speichert den Urin und sorgt dafür, dass er später willentlich ausgeschieden werden kann. Die Entleerung erfolgt über die Harnröhre, die von der Blase nach außen führt.

2 Welche anatomischen Unterschiede gibt es zwischen Mann und Frau?

Beckenboden, Schließmuskelapparat und Harnröhre sind bei Frauen und Männern sehr unterschiedlich angelegt. Der Beckenboden ist eine Muskelplatte, die den Bauchraum nach unten hin abschließt und auf der im Stehen der gesamte Druck des Bauchraumes lastet. Bei Frauen ist das Becken im Durchmesser deutlich breiter als das des Mannes und somit eher den Einflüssen der Schwerkraft ausgesetzt. Der Beckenboden der Frau hat zudem drei eng beieinanderliegende Durchtrittsstellen (und somit Schwachstellen) für Harnröhre, Scheide und Enddarm, während beim Mann nur vorne die Harnröhre und hinten der Enddarm durchtritt.

Die Harnröhre ist bei Frauen nur 3–5 cm lang und mündet im Scheidenvorhof in einer kleinen Öffnung zwischen dem Kitzler

(Klitoris) und dem Scheideneingang. Bei Männern hingegen ist die Harnröhre deutlich länger (20–25 cm). Sie verläuft durch den Penis bis zur Eichel und weist mehrere Krümmungen und Engstellen auf, was Probleme mit Urinverlust unwahrscheinlicher macht. Unterhalb der Blase wird die Harnröhre des Mannes von der Prostata umschlossen. Diese kann bei einer Vergrößerung die Entleerung der Blase erschweren. Im Bereich der Prostata münden auch die Gänge von Samenblasen und Samenleiter in die Harnröhre. Bei beiden Geschlechtern ist die vordere Harnröhre naturgemäß mit Bakterien besiedelt. Durch die Nähe der Harnröhrenmündung zum Darmausgang sind Frauen anfälliger für Harnwegsinfektionen als Männer.

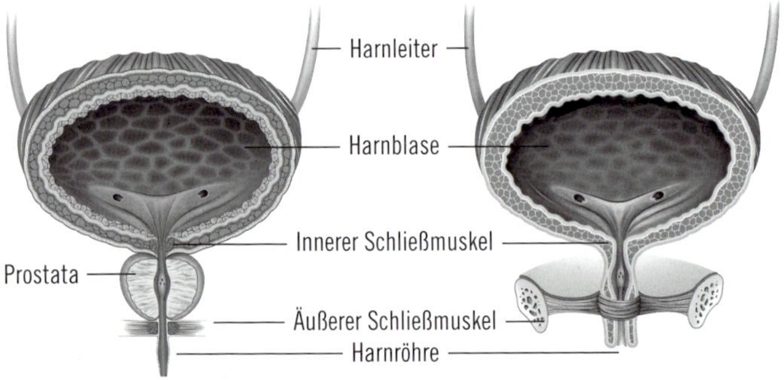

Harnblase und Harnröhre beim Mann

Harnblase und Harnröhre bei der Frau

3 Welche Funktionen haben die Nieren?

Die Nieren filtern das Blut. Dies geschieht durch winzige Poren in den kleinsten Blutgefäßen. Diese winzigen Öffnungen lassen kleine Moleküle passieren und halten größere Eiweiße und Blutzellen zurück. Nach der Filtration entziehen die Nieren dem Urin wieder 99 % der Flüssigkeit und gewinnen so wichtige lösliche Blutbestandteile erneut zurück. Im Gegenzug können sie auch aktiv

Stoffe ausscheiden und ihre Hauptaufgabe, die Entfernung von Giftstoffen und Abbauprodukten des Stoffwechsels aus dem Körper, ausüben. Zudem regulieren sie den Säuregehalt des Blutes, den pH-Wert sowie den Wasser- und Elektrolythaushalt, indem sie die Urinproduktion an die Trinkmenge anpassen. In den Nieren werden wichtige Botenstoffe (Hormone) gebildet: Über das Hormon Renin können sie den Blutdruck erhöhen oder senken. Sie produzieren Erythropoetin, das die Bildung der roten Blutkörperchen im Knochenmark anregt. Ein weiteres Hormon, das in der Niere entsteht, ist die aktive Form von Vitamin D3, das Calcitriol, das wichtige Funktionen für den Knochenstoffwechsel und die Immunabwehr hat.

4 Wie viel Urin wird am Tag produziert, und wie ist er zusammengesetzt?

Die Nieren produzieren täglich zwischen 700 und 3000 ml Urin. Die Menge ist sehr variabel und abhängig von der Flüssigkeitszufuhr, der aufgenommenen Nahrung, der Schweißproduktion durch Umgebungstemperatur und körperliche Aktivität sowie von Begleiterkrankungen wie beispielsweise einer Zuckerkrankheit. Etwa 80 % des Urins werden tagsüber produziert, nachts wird die Urinproduktion gedrosselt. Der Urin besteht zu 95 % aus Wasser. Die restlichen 5 % bestehen aus Blutsalzen – also Elektrolyten wie Kalium, Natrium, Calcium oder Chlorid – sowie aus gelösten Abfallprodukten der Körperzellen. Diese sind:

- Harnstoff aus dem Abbau von Eiweißen
- Kreatinin aus dem Abbau von Phosphat in den Muskeln
- Harnsäure aus dem Abbau der Bausteine der Erbinformation DNA (der Nukleinsäuren)

Weiterhin finden sich im Urin Fettsäuren und Fremdstoffe, wie zum Beispiel Substanzen aus Medikamenten.

5 Wo liegt die Harnblase, und wie ist sie aufgebaut?

Die Harnblase liegt ganz unten im Bauchraum dem Beckenboden auf. Sie ist am Blasendach von Bauchfell überzogen und dadurch vom Darm getrennt. Vor der Blase befindet sich das knöcherne Schambein, und hinter der Blase ist bei Frauen die Scheide und bei Männern der Enddarm. Sie ist ein kugeliges Hohlorgan aus korbgeflechtartig angeordneten glatten Muskelfasern. Durch diese Anordnung der Muskelfasern kann die Blase sich koordiniert zusammenziehen und den Urin herauspressen. Der Blasenmuskel wird daher auch Detrusor, übersetzt »Austreiber«, genannt. Die Blase ist stark dehnbar und vergrößert sich je nach Füllung. Das Fassungsvermögen beträgt bei Frauen 350–550 ml und bei Männern 550–750 ml. Innen hat die Blase eine Schleimhaut, das sogenannte Urothel, außen ist sie über Bindegewebe in die umliegenden Gewebestrukturen eingebettet. Zwei Schließmuskeln sorgen dafür, dass in der Füllungsphase kein Urin abgehen kann.

6 Wie ist die Blasenschleimhaut aufgebaut?

Nicht nur die Harnblase, sondern die gesamten Harnwege sind innen mit der gleichen Schleimhaut ausgekleidet, die auch Übergangsepithel oder Urothel genannt wird. Die einzelnen Zellen sind in mehreren Schichten so angeordnet, dass sie sich wie ein Regenschirm sehr stark ausspannen, aber auch wieder zusammenziehen können. Sie werden daher auch als Schirmzellen bezeichnet. Zudem ist die Schleimhaut innen noch mit einer Schutzschicht, der sogenannten Glykosaminoglykan (GAG)-Schicht, überzogen. Sie dichtet die Blase gegen Flüssigkeitsaustritt, Gifte und Krankheitserreger ab, ist aber trotzdem noch für bestimmte Stoffe durchlässig. Unter der Schleimhaut liegt eine dünne Bindegewebsschicht, die eine wichtige Trennschicht zu der darunterliegenden dreischichtigen Muskulatur darstellt.

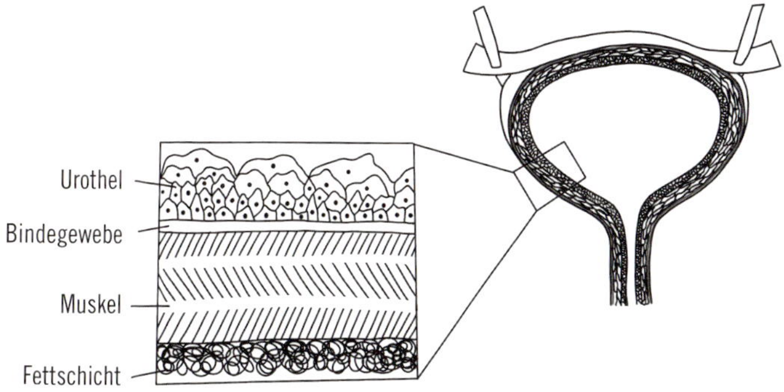

Aufbau der Blasenwand und Schleimhaut

7 Wie funktioniert der Schließmuskel?

Wenn man von »dem Schließmuskel« spricht, so meint man damit eigentlich zwei sehr unterschiedliche Organe und Mechanismen, die dazu beitragen, dass in der Speicherphase kein Urin verloren geht. Dies ist zum einen der innere Schließmuskel aus glatter Muskulatur, auf den wir keinen direkten willentlichen Einfluss haben und der daher auch als »unwillkürlich« bezeichnet wird. Dieser liegt beim Mann am Übergang von der Blase in die Prostata und bei der Frau am Blasenhals. Er wird vom sogenannten »vegetativen« oder »autonomen« Nervensystem gesteuert. Zum anderen gibt es den willkürlichen äußeren Schließmuskel, der aus quergestreifter Muskulatur besteht und in die Muskelplatte des Beckenbodens integriert ist. Das ist jener Muskel, den wir spüren, wenn wir den Beckenboden anspannen. Er wird vom somatischen Nervensystem versorgt, das wir bewusst steuern können. Der Beckenboden gibt der Harnblase und der Harnröhre wie eine Hängematte elastischen Halt. Die Blase ist gegenüber der Harnröhre leicht nach vorne gekippt, sodass Druck aus dem Bauchraum sich nicht direkt nach unten auf den Schließmuskelapparat auswirken kann. Weitere Faktoren, die zur Vermeidung von Urinverlust beitragen, sind die innere Auspolsterung der Harnröhre durch Venengeflechte und eine gesunde, hoch aufgebaute Harnröhrenschleimhaut.

8 Wie funktioniert die Nervenversorgung der Blase?

Der Füllungszustand der Harnblase wird über Rezeptoren gemeldet, die die Spannung der Blasenwand messen und Signale an Nervenzentren im Rückenmark und Gehirn senden. Die übergeordnete Kontrollinstanz liegt dabei im Vorderhirn (Frontallappen). Hier kommen die Informationen an, wenn man etwa ab halber Blasenfüllung einen ersten bewussten Harndrang wahrnimmt. Vorher werden die Signale in untergeordneten Zentren im Hirnstamm abgefangen. Die Schwelle dieses »Abfangmechanismus« ist aber durchaus variabel und von äußeren Faktoren wie Kälte und Nässe abhängig. Ab einer Füllung von etwa zwei Drittel der maximalen Kapazität tritt ein verstärkter Harndrang auf. In der Füllungsphase sind der innere und äußere Schließmuskel angespannt und somit geschlossen, der Blasenmuskel selbst ist entspannt. Dann ist der Teil des vegetativen Nervensystems aktiv, den man Sympathikus nennt. Der Sympathikus stellt die Funktionen des Körpers auf Kampfbereitschaft oder Flucht ein (»fight and flight«) und fährt zu diesem Zweck Aktivitäten innerer Organe wie der Harnblase herunter. Der Gegenspieler im vegetativen Nervensystem heißt Parasympathikus, der in den Erholungs- und Verdauungsphasen (»rest and digest«) die Oberhand behält. Die Nervenfasern zur Versorgung der Beckenorgane entspringen aus dem unteren Kreuzbein. Wenn man also über das Frontalhirn das Wasserlassen willentlich einleitet, kommt es zu einer Umschaltung vom Sympathikus auf den Parasympathikus. Dann zieht sich der Blasenmuskel unwillkürlich zusammen, und der Schließmuskelapparat öffnet sich.

HARNBLASE: DIAGNOSTIK

2

9 Was beinhaltet die Befragung durch den Arzt, die sogenannte Anamnese?

Wenn Sie wegen Problemen mit Ihrer Harnblase einen Arzt aufsuchen, wird dieser Ihnen eine Reihe von Standardfragen stellen. Geschlecht und Alter gehen aus Ihren Anmeldedaten hervor. Aber auch jede Art von Vorerkrankungen, Operationen und Medikamenteneinnahmen sind relevant. Natürlich müssen Sie Art, Dauer, Stärke und Verlauf der aktuellen Beschwerden möglichst detailliert beschreiben. Angaben zum Sexualleben können eine Rolle spielen, und Frauen werden nach der Verhütungsmethode und dem Hormonstatus befragt. Bereiten Sie sich daher schon vor dem Arztbesuch gut auf diese Fragen vor. Oft ist es nützlich, den Schweregrad der Symptome und die Lebensqualität in validierten Fragebögen zu erfassen, um den Therapieverlauf besser dokumentieren zu können. Solche Fragebögen sind:

- IPSS (international prostate symptom score)
- ACSS (acute cystitis symptom score)
- ICIQ (international consultation of incontinence modular questionnaire)

10 Wie gebe ich eine Urinprobe richtig ab (Mittelstrahlurin)?

In der Regel ist der erste Untersuchungsschritt die Beurteilung einer Urinprobe. So können häufig schon wegweisende Befunde erhoben werden. Wichtig ist dabei die korrekte Abgabe der Probe als sogenannter Mittelstrahlurin, also das Auffangen der mittleren Urinportion, da in der ersten Portion Beimengungen aus dem Mündungsbereich von Harnröhre und Scheide sein können. Hier eine Anleitung:

- Waschen Sie sich die Hände.
- Spreizen Sie mit einer Hand die Schamlippen bzw. ziehen Sie die Vorhaut zurück.
- Waschen Sie den Bereich der Harnröhrenmündung mit Wasser ohne Seife und trocknen ihn mit einem sauberen Tuch wieder ab.

- Lassen Sie die erste Urinportion (ca. 3 Sekunden) in die Toilette laufen.
- Fangen Sie den zweiten Urin im bereitgestellten Uringefäß auf, ohne den Harnstrahl zu unterbrechen (circa 20–30 ml).
- Lassen Sie den Rest des Urins wieder in die Toilette laufen.

11 Was ist ein Katheter-Urin, und warum ist das notwendig?

Sollte die Mittelstrahl-Urinprobe mehrfach auffällig sein, also beispielsweise ein Nachweis von Entzündungszellen oder Bakterien erbracht werden, ohne dass entsprechende Beschwerden wie Brennen beim Wasserlassen oder Unterbauchschmerzen bestehen, dann wird Ihnen womöglich die Entnahme des Urins direkt aus der Blase über einen Katheter empfohlen. Dabei wird durch den Arzt oder eine medizinische Fachkraft ein sehr dünner Einmalkatheter mit Gleitgel über die Harnröhre in die Harnblase vorgeschoben und so der Urin direkt aus der Harnblase entnommen.

12 Wie wird der Urin untersucht?

Die einfachste und schnellste Untersuchung des Urins, die man theoretisch auch selbst durchführen kann, ist die Beurteilung mittels eines Teststreifens, der für eine Sekunde in den frischen Mittelstrahlurin eingetaucht und nach circa einer Minute abgelesen wird. Durch im Urin enthaltene Bestandteile oder Inhaltsstoffe kommt es zu einer chemischen Farbreaktion auf verschiedenen Testfeldern des Streifens. Die Färbung der Felder wird dann mit einer beiliegenden Farbskala verglichen. Untersucht wird standardmäßig auf rote Blutzellen (Erythrozyten), weiße Abwehrzellen (Leukozyten), Eiweiß und Zucker. Auch weitere wichtige Parameter wie beispielsweise Nitrit (ein Stoffwechselprodukt von Bakterien) können bestimmt werden. Leider sind die Ergebnisse nicht immer sehr zuverlässig. Falsche Ergebnisse sind in einem Drittel der

Fälle zu verzeichnen, insbesondere bei älteren und falsch gelagerten Teststreifen.

Viel genauer zur Beurteilung fester Bestandteile wie Zellen, Bakterien oder Kristallen ist die mikroskopische Betrachtung der Urinprobe durch Fachpersonal. Hierzu wird der Urin zuerst zentrifugiert, dann werden die am Boden des Reagenzglases sedimentierten nicht-löslichen Bestandteile untersucht. Daher stammt auch der Name Urinsediment.

Wenn man den Urin gezielt auf Bakterien untersuchen möchte, wird eine Urinkultur angelegt. Der Urin wird hierzu auf einen Nährboden gegeben und für 48 Stunden bei 37 °C bebrütet. Wenn Bakterien wachsen, wird durch weitere Untersuchungen die Bakterienart genau identifiziert. Durch Zugabe kleiner Antibiotikaplättchen auf den bewachsenen Nährboden kann man in einem weiteren Schritt austesten, welche Medikamente das Bakterienwachstum effektiv hemmen. Das Ergebnis dieser Austestung nennt man dann Antibiogramm.

13 Wie funktioniert ein Harnröhrenabstrich, und was wird untersucht?

Manche Bakterien wie Chlamydien oder Mykoplasmen kann man im Urin schwer erfassen, weil Sie sich vorwiegend in der Harnröhre ausbreiten. Auch bei Symptomen wie Ausfluss aus der Harnröhre wird zur Diagnose ein Harnröhrenabstrich entnommen. Idealerweise erfolgt dieser circa drei Stunden nach dem letzten Wasserlassen. Dazu wird ein dünner Watteträger über die zuvor gereinigte Harnröhrenmündung etwa 2–3 cm tief in die Harnröhre eingeführt, vorsichtig gedreht und dann wieder zurückgezogen. In einem Transportröhrchen wird die Probe dann in ein mikrobiologisches Labor geschickt.

14 Was ist ein 24-Stunden-Sammelurin, und warum wird das gemacht?

Es gibt Substanzen, die in einer einzelnen Urinprobe nicht oder nur sehr schlecht erfasst werden können, beispielsweise weil sie in schwankender Menge in den Urin abgegeben werden oder weil sie nicht direkt sichtbar sind. Dann können Menge und Konzentration über einen Sammelurin erfasst werden. Dazu müssen Sie über 24 Stunden jede Urinportion in einem großen Sammelbehälter auffangen. Diese Laboruntersuchung ist nützlich zum Nachweis eines Eiweißverlustes über die Nieren (Proteinurie), zur Bestimmung der Nierenfilterfunktion (Kreatinin-Clearance) oder zur Messung der Konzentration von Elektrolyten im Urin bei wiederholter Nierensteinbildung.

15 Kann der Geruch des Urins Aufschluss über mögliche Krankheiten geben?

Frischer Urin ist normalerweise fast geruchlos. Der häufig vorkommende strenge Geruch nach Ammoniak entsteht erst nachträglich durch die Zersetzung des Harns durch Bakterien, so wie auch bei einer Harnwegsinfektion. Auch durch ein Flüssigkeitsdefizit ist der Urin konzentrierter und riecht intensiver nach Ammoniak, weil der Wasseranteil geringer ist. Nach dem Verzehr von Spargel kann der Urin kurzzeitig nach Schwefel riechen. Grund hierfür ist die im Spargel enthaltene Schwefelverbindung Asparagusinsäure. Auch Knoblauch oder Zwiebeln können den Urin etwas nach Schwefel riechen lassen. Beim Auftreten von sogenannten Ketonen im Urin entsteht ein süßlich-fruchtiger bis saurer Geruch. Ursache kann ein unbehandelter Diabetes mellitus sein. Aber auch bei Fieber, starker körperlicher Anstrengung, langen Hungerphasen sowie nach schweren Verletzungen oder Operationen können Ketone im Urin auftreten.

16 Was sagt die Farbe des Urins aus?

Die normale hellgelbe Urinfarbe stammt vom Urobilinogen, einem Abbauprodukt des roten Blutfarbstoffes Hämoglobin. Am Morgen ist die Farbe des Urins dunkler gelb. Das liegt daran, dass der Harnstoff morgens besonders konzentriert ist.

Urinfarben und ihre möglichen Ursachen

Farblos:	erhöhte Trinkmenge z. B. bei Diabetes mellitus
Trübe:	Harnwegsinfektion
Weißlich:	Harnsedimente, mineralische Kristalle (Calcium, Phosphat)
Orange:	Carotin (Möhren, Tomaten, Orangen, Paprika), Vitamintabletten
Rosa:	Betanin (Rote Bete, Brombeeren)
Rot:	Hämoglobin (Blutfarbstoff, Blutzellen), Myoglobin aus Muskelzellen
Braun:	altes Blut, Austrocknung, Fieber, Leberfunktionsstörungen
Schwarz:	Süßstoff Sorbitol, Parkinsonmedikament L-Dopa
Blau:	bakterielle Infektion
Grün:	Spargel, Lakritz

---

17 Was ist ein Miktionsprotokoll?

Zur Einordnung der Beschwerden ist es hilfreich, die Häufigkeit des Wasserlassens und die Menge der Urinausscheidung über 24 Stunden selbst zu protokollieren. Hierzu misst man die Urinmenge pro Miktion in einem Messbecher und trägt diese in eine Zeittabelle ein. So erfährt man die Gesamturinmenge pro Tag, den Anteil der nächtlichen Urinproduktion, das Speichervermögen für eine einzelne Blasenentleerung und die Häufigkeit des Wasserlassens. Idealerweise werden auch die Trinkmenge und die Art der Flüssigkeit mit protokolliert. Zur Orientierung hier die Normalwerte: Bei ausreichender Trinkmenge fünf bis acht Miktionen pro Tag, einmal pro Nacht bei Einzelportionen um 250 ml. Die Tagesgesamtmenge sollte zwischen 1,5 und 2 Litern liegen, und die nächtliche Urinmenge sollte ein Drittel der Tagesgesamtmenge nicht überschreiten. Für repräsentative Ergebnisse sollte das Protokoll über zwei bis fünf Tage geführt werden. Hilfreich ist es, zusätzlich den Leidensdruck auf einer Skala von 0 bis 10 und den Harndrang auf einer Skala von 0 bis 3 anzugeben.

Vordrucke zum Download finden Sie hier:
https://www.kontinenz-gesellschaft.de/Toiletten-und-Trinkprotokolle.35.0.html

18

Was beinhaltet die körperliche Untersuchung beim Mann?

Die Blase selbst kann man nur bei starker Füllung im Unterbauch tasten. Ansonsten konzentriert der Arzt sich bei der Untersuchung des Mannes auf das äußere Genitale, insbesondere die Inspektion der Harnröhrenmündung und das Abtasten der Prostata vom After her. Diese sogenannte digital-rektale Untersuchung wird meist im Stehen mit vorgebeugtem Oberkörper oder in Seitenlage mit angezogenen Knien durchgeführt. Dabei führt der Arzt seinen behandschuhten Finger unter Zuhilfenahme eines Gleitmittels in den Enddarm ein. So kann er die Rückseite der Prostata abtasten. Er beurteilt Größe und Konsistenz der Prostata und achtet auf verdächtige Verhärtungen. Beim Abtasten fühlt sich eine normale Prostata kastaniengroß und prall-elastisch an.

19

Was wird bei der Frau untersucht?

Die Untersuchung auf dem gynäkologischen Stuhl bei Funktionsstörungen der Harnblase bietet sehr wichtige Informationen. Dazu liegt die Frau auf einer Liege mit leicht nach hinten gekipptem Rückenteil. Die Beine werden links und rechts auf stützenden Schalen abgelegt. Diese Position wird auch als Steinschnittlage bezeichnet. Bereits durch Blickdiagnose erhält der Arzt einen Eindruck von der Durchblutungssituation der Scheidenhaut und somit dem Hormonstatus. Äußerliche Veränderungen wie Rötung oder Entzündungen, Trockenheit oder Blässe, Verletzungen oder Fehlbildungen können leicht erkannt werden. Es wird eine Messung des pH-Wertes der Scheide durchgeführt, der bei gesunden Frauen in einem sehr sauren Bereich zwischen 3,8 und 4,4 liegen sollte. Wenn ein Abstrich mit mikroskopischer Beurteilung der Scheidenzellen mindestens 15 % reife oberflächliche Zellen zeigt, ist ein guter östrogenvermittelter Reifungsgrad (Maturationsindex) gegeben.

Zur Untersuchung der inneren Scheide verwendet der Arzt ein sogenanntes Spekulum, ein schnabelförmiges Instrument aus Metall, das benötigt wird, um freie Sicht auf das Scheidengewölbe und den Muttermund zu erhalten. Hier werden insbesondere Senkungszustände wie Vorwölbungen der vorderen oder hinteren Scheidenwand sowie ein Absinken der Gebärmutter beurteilt und nach Schweregraden eingeteilt. Oft wird in gleicher Sitzung die Harnröhrenweite mit kleinen Metallkügelchen ausgemessen (sogenannte Kalibrierung).

20 Was sagt der Ultraschall aus?

Ein Ultraschall gehört zum Standard der urologischen Basisdiagnostik. Er ist schmerzfrei und ohne Strahlenbelastung, weil er die unterschiedliche Reflektion von harmlosen Ultraschallwellen an den Organen misst. Es wird lediglich ein Kontaktgel auf die Bauchdecke aufgetragen. Mit der Ultraschallsonde können so die Nieren, die Harnblase und beim Mann die Prostata beurteilt werden. Bei der Blase sind die Dicke der Blasenwand, der nach dem Wasserlassen verbliebene Restharn sowie eventuelle Aussackungen der Blasenwand (Divertikel) oder Steine von Interesse.

Für die Untersuchung bei der Frau gibt es stabförmige Ultraschallsonden, mit denen die Blase und der Beckenboden sehr gut von der Scheide aus beurteilt werden können. Durch Positionierung des Schallkopfes im Eingangsbereich der Scheide, dem Introitus, lassen sich die Länge der Harnröhre, die Dicke der Blasenwand oder eine dynamische Lageveränderung der Blase in Ruhe und beim Pressen gut darstellen. Aufgrund der hohen Bildqualität, der fehlenden Strahlenbelastung und der Möglichkeit der Beurteilung in Echtzeit hat der Ultraschall die klassische Röntgendiagnostik weitgehend abgelöst.

21 Was ist eine Harnstrahlmessung, und wie funktioniert das?

Bei einer Harnstrahlmessung (Uroflowmetrie) wird über einen Auffangtrichter in der Toilette die Stärke des Harnstrahls gemessen und als Kurvendiagramm aufgezeichnet. Die Ergebnisse werden in Millilitern pro Sekunde (ml/s) angegeben und als grafische Darstellung abgebildet. Die Stärke des Harnstrahls und die Dauer der Entleerung resultieren immer aus der Kraft des Blasenmuskels im Verhältnis zum Widerstand am Blasenausgang. Ein normaler Kurvenverlauf ist glockenförmig. Bei Einengungen der Harnröhre beispielsweise durch die Prostata ist der Kurvenverlauf abgeflacht und verlängert. Insbesondere bei Männern mit Prostatavergrößerung ist die Harnstrahlmessung ein wertvolles Instrument zur Diagnostik und Therapieüberwachung.

Die maximale Harnflussrate liegt bei einem gesunden Erwachsenen im Normalfall zwischen 15 und 50 ml pro Sekunde. Werte unter 10 ml pro Sekunde gelten als auffällig. Der Strahl sollte gleichmäßig, nicht gestreut oder gefächert und nicht unterbrochen sein. Die Dauer der Blasenentleerung sollte unter einer Minute liegen.

22 Kann man auch die Kraft des Blasenmuskels messen?

Ja! Beispielsweise, um bei einem Urinverlust (Inkontinenz) eine Unruhe des Blasenmuskels zu erkennen oder um bei einer Entleerungsstörung zu unterscheiden, ob der Blasenmuskel zu schwach oder eher der Blasenauslass »verstopft« ist. Dabei wird die Blase über einen dünnen Katheter, der durch die Harnröhre eingeführt wird, langsam mit körperwarmem Wasser aufgefüllt, bis man einen Harndrang verspürt. Bei voller Blase miktioniert man dann wie bei der Harnstrahlmessung in einen Auffangtrichter. Zeitgleich erfolgt eine Druckaufzeichnung während der Blasenfüllung und während des Wasserlassens. Die Untersuchung wird daher auch Blasendruckmessung, Druck-Fluss-Studie oder Urodynamik genannt.

23 Was ist eine Blasenspiegelung, und wie läuft das ab?

Eine Blasenspiegelung (Cystoskopie) wird empfohlen zur Abklärung von Blutbeimengungen im Urin und zur weiterführenden Diagnostik bei Blasenentleerungsstörungen oder Urinverlust. Die Untersuchung wird sowohl bei weiblichen als auch bei männlichen Patienten in Steinschnittlage auf dem bei Frage 19 beschriebenen Untersuchungsstuhl durchgeführt. Nach Desinfektion des Scheideneinganges beziehungsweise der Eichel wird ein betäubendes Gleitmittel in die Harnröhre gegeben. Dann schiebt der Arzt das dünne und flexible Endoskop vorsichtig unter Spülung mit steriler Flüssigkeit über die Harnröhre bis zur Harnblase vor. So können schon beim Einführen des Gerätes Einengungen der Harnröhre durch Narben oder die Prostata sowie Funktionsstörungen des Schließmuskels erkannt werden. Durch das Auffüllen mit Spülflüssigkeit entfaltet sich die Blase. Nun kann das Blaseninnere auf Steine, die Blasenwand auf Muskelveränderungen und die Schleimhaut auf Entzündungen oder Tumoren untersucht werden. Die gesamte Untersuchung dauert nur wenige Minuten. Ein Dämmerschlaf (Sedierung), ist hierbei nur ganz selten erforderlich.

HARNBLASE: BLASEN-ENTZÜNDUNG

3

24 Was ist eine Blasenentzündung?

Bei einer Blasenentzündung ist die Schleimhaut und manchmal auch tiefere Schichten der Blasenwand entzündet. In den meisten Fällen sind bakterielle Infektionen der Auslöser. Es können aber auch andere Erreger wie Pilze, Parasiten oder ein mechanischer Dauerreiz zum Beispiel durch einen Blasenkatheter dahinterstecken. Eine andere Bezeichnung für Blasenentzündung ist »untere Harnwegsinfektion« oder kurz Harnwegsinfekt. Der medizinische Begriff lautet Cystitis. Wenn im Harntrakt keine anatomischen Besonderheiten vorliegen und die Betroffene keine Nierenfunktionsstörungen oder relevante Begleiterkrankungen hat, wird eine solche Harnwegsinfektion bei Frauen als »unkompliziert« eingestuft. Blasenentzündungen gehen in der Regel nicht mit Fieber einher, da die Blase ein Hohlorgan und nicht wie beispielsweise die Prostata ein Gewebeorgan ist.

25 Wie häufig sind Blasenentzündungen?

Sehr häufig! Jede zweite Frau ist irgendwann im Laufe ihres Lebens davon betroffen, und jede zehnte Frau bekommt sogar mindestens einmal im Jahr eine Blasenentzündung. Risikogruppen sind vor allem junge geschlechtsaktive Frauen und Frauen nach den Wechseljahren. Bei mehr als zwei Infektionen im Halbjahr oder mehr als drei Infektionen pro Jahr spricht man von einer chronisch wiederkehrenden Harnwegsinfektion. Bei Männern sind Harnwegsinfektionen aufgrund der genannten anatomischen Unterschiede deutlich seltener.

26 Ab wann spricht man von einer komplizierten Harnwegsinfektion?

Wenn der obere Harntrakt – insbesondere das Nierenbecken – mitentzündet ist, spricht man von einer komplizierten Harnwegsinfektion. Dann können zusätzlich Fieber, Schüttelfrost und Flankenschmerzen auftreten. Dies betrifft vor allem Menschen, die Funktionsstörungen oder angeborene Fehlbildungen im Harntrakt haben (zum Beispiel eine Hufeisenniere oder Doppelniere). Patienten mit Vorerkrankungen wie einer Nierenfunktionsstörung, einer Immunschwäche oder einer Zuckerkrankheit sind besonders gefährdet. Bei Männern und bei Kindern wird grundsätzlich *jede* Harnwegsinfektion als »kompliziert« eingestuft. Und bei komplizierten Infektionen muss immer eine Suche nach der Ursache betrieben werden.

27 Wie äußert sich eine Blasenentzündung?

Typische Symptome sind Schmerzen beim Wasserlassen, ein ständiger Harndrang mit kleinen Urinportionen, dumpfe Unterbauchschmerzen, eine trübe Verfärbung des Urins sowie ein unangenehmer Uringeruch. Bei jeder fünften Frau tritt sogar Blut im Urin auf. Da schon geringe Blutbeimengungen eine kräftige Rotfärbung bewirken können, ist das für Betroffene zunächst ein beunruhigendes Symptom. Es sagt aber nicht zwingend etwas über die Stärke der Entzündung aus. Häufig klingen die Symptome auch ohne Therapie nach wenigen Tagen ab. Die Spontanheilungsrate einer akuten unkomplizierten Blasenentzündung liegt nach einer Woche immerhin bei 30–50 %.

28 Wieso haben Frauen so viel häufiger Blasenentzündungen als Männer?

Dies liegt in der Anatomie begründet, denn eine Blasenentzündung entsteht durch das Eindringen von Bakterien über die Harnröhre und deren Vermehrung in der Blase. Das geschieht bei Frauen durch die kürzere Harnröhre und die Nähe der Harnröhrenöffnung zu Scheide und After, wo eine hohe Bakterienbesiedlung herrscht, sehr viel häufiger als bei Männern. Beim Mann ist das Gebiet um die Harnröhrenmündung generell trockener und weniger mit Bakterien besiedelt. Außerdem bietet das Sekret aus der Prostata einen Schutz vor aufsteigenden Bakterien.

29 Kann Sex die Ursache sein?

Ja, Geschlechtsverkehr erhöht das Risiko einer Harnwegsinfektion um ein Vielfaches! Da besonders junge Frauen häufig betroffen sind, gibt es den Begriff der »honeymoon cystitis« (Flitterwochen-Blasenentzündung). Manche Frauen berichten, besonders nach dem Geschlechtsverkehr in einer bestimmten Stellung häufiger betroffen zu sein. Durch Wasserlassen direkt nach dem Geschlechtsverkehr können eingedrungene Bakterien wieder ausgespült werden. Übrigens ist die Partnerin oder der Partner meist nicht als Infektionsquelle anzusehen, sondern das Eindringen der Scheidenbakterien in die Blase geschieht aufgrund der mechanischen Reizung beim Verkehr. Eine Partnertherapie sollte daher nur erfolgen, wenn diese/r auch Symptome hat oder eine spezifische Geschlechtskrankheit nachgewiesen wurde. Viele Verhütungsmethoden wie Spermizide, Diaphragmen oder eine »Spirale« gehen ebenfalls mit erhöhten Harnwegsinfektionsraten einher, da sie die lokalen Abwehrmechanismen gegen Bakterien stören. Die Einnahme von Ovulationshemmern (also »der Pille«) verursacht bei jeder vierten jungen Frau einen lokalen Östrogenmangel der Scheide. Womit wir bei der nächsten Frage wären.

30 Spielen Hormone eine Rolle?

Die gesunde Vaginalflora besteht zu 95 % aus Milchsäurebakterien (Laktobazillen), die für den notwendigen sauren pH-Wert zwischen 3,8 und 4,4 sorgen. Diese Bakterien wiederum benötigen zum Überleben Glykogen, was nur bei einem ausreichend hohen Östrogenspiegel von der Scheidenschleimhaut gebildet werden kann. Nach den Wechseljahren, der sogenannten Menopause, entsteht ein Hormonmangel durch eine deutlich verminderte Östrogenproduktion. Daraus resultieren eine reduzierte Gewebefestigkeit und insgesamt eine deutlich schlechtere Abwehrsituation gegen Eindringlinge. Wenn beispielsweise bei Frauen nach einer Brustkrebsbehandlung Östrogene blockiert werden, resultiert statistisch ein 14-fach erhöhtes Risiko für Blasenentzündungen. Was genau passiert, ist Folgendes: Durch die Abnahme der Östrogenmenge kommt es zu einer verminderten Durchblutung der Scheidenschleimhaut. Den säurebildenden Scheidenbakterien steht weniger Glykogen zur Vergärung zur Verfügung, und der pH-Wert in der Scheide nimmt zu. Dadurch wird eine Besiedlung mit fremden Keimen wie Streptokokken, Staphylokokken oder E. coli möglich.

31 Oder habe ich mich falsch verhalten?

Möglicherweise! Der Klassiker ist sicherlich die Blasenentzündung durch Kälte. Das kann zum Beispiel aufgrund einer Unterkühlung durch Sitzen auf einem kalten Untergrund oder das zu lange Tragen eines nassen Badeanzugs oder der durchgeschwitzten Kleidung nach dem Sport passieren. Manchmal genügen auch schon kalte Füße. Der zugrunde liegende Mechanismus geht so: Die Kälte führt zu einer reflektorischen Verengung der Blutgefäße und somit zu einer Minderdurchblutung der Blasenschleimhaut, was wiederum die Abwehrkräfte in der Blase schwächt. Dem bekannten Spruch »Das habe ich mir auf einer schmutzigen Toilette geholt« kann man allerdings keine plausible Erklärung zugrunde legen. Wenn ein solcher Zusammenhang vermutet wird, dann eher durch den Ekel selbst (vergleichbar mit einem Lippenherpes) oder durch die verkrampfte Haltung beim Wasserlassen, die eine koordinierte Entleerung behindert. Oder man möchte sich danach besonders gründlich reinigen und bewirkt damit das Gegenteil: Übertriebene Intimhygiene zerstört ebenfalls die Vaginalflora!

32 Bei welchen Vorerkrankungen erhöht sich das Risiko?

Jede Erkrankung, die das Immunsystem überfordert oder schwächt, kann das Risiko für Harnwegsinfektionen erhöhen. Dies sind insbesondere:

- Stoffwechselerkrankungen wie Zucker (Diabetes mellitus) oder Gicht (Hyperurikämie)
- Übergewicht mit einem Body-Mass-Index (BMI) über 30 (2,5- bis 5-fach höheres Risiko)
- HIV
- Tumorerkrankungen unter Chemotherapie oder Strahlentherapie
- langzeitige Medikation mit Kortikosteroiden
- chronische Darmentzündungen wie Colitis ulcerosa oder Morbus Crohn

Auf urologischem Gebiet sind Verengungen der Harnröhre und Harnsteine sowie beim Mann eine gutartige Prostatavergrößerung zu nennen. Dass instrumentelle urologische Eingriffe oder die Versorgung mit einem Dauerkatheter das Risiko erhöhen, versteht sich von selbst.

33 Warum haben Schwangere so oft Blasenentzündungen?

In der Schwangerschaft kommt es zu einer hormonellen Umstellung mit einer Dominanz des Schwangerschaftshormons Progesteron. Dadurch werden die Muskeln des Beckenbodens und andere Gewebestrukturen weicher und lockerer, und die Bakterien haben es leichter, bis in die Harnblase zu gelangen. Harnwegsinfekte in der Schwangerschaft sollten immer behandelt werden, da eine unbehandelte Blasenentzündung Mutter und Kind mehr schaden kann als der Einsatz von bestimmten Antibiotika. Die Antibiotika Penicillin, Erythromycin und die Gruppe der Cephalosporine gelten in der gesamten Schwangerschaft als unbedenklich. Bei einem unkomplizierten Harnwegsinfekt dauert die Therapie ein bis drei Tage.

Bei einem komplizierten Harnwegsinfekt müssen Schwangere für zehn bis vierzehn Tage ein Antibiotikum einnehmen.

34 Welche Bakterien verursachen die Blasenentzündung?

Vier von fünf Blasenentzündungen werden durch das Bakterium Escherichia coli (kurz E. coli) ausgelöst. E. coli ist ein normaler Bewohner der menschlichen Darmflora, hat aber in der Harnblase nichts zu suchen. Durch falsches Abputzen von hinten nach vorne nach dem Stuhlgang können die Bakterien aus dem Bereich des Afters in die Nähe der Scheide und der Harnröhrenmündung gelangen. Andere Erreger wie zum Beispiel Proteus mirabilis, Staphylokokken, Streptokokken, Klebsiellen oder auch Pilze wie Candida albicans sind bei einer Fehlbesiedlung der Scheide oder bei Allgemeinerkrankungen häufiger. Es gibt auch Entzündungssymptome ohne nachweisbare Erreger, siehe dazu das Kapitel Reizblase (ÜAB) ab Frage 52.

35 Wie wird eine Blasenentzündung diagnostiziert?

Wenn ein unkomplizierter Harnwegsinfekt zum ersten Mal auftritt, genügen eine Befragung und eine symptomorientierte Untersuchung sowie ein Urinstreifentest aus dem Mittelstrahlurin, um die Diagnose zu stellen. Ein Anzüchten der Bakterien als Urinkultur ist nur bei wiederkehrenden und komplizierten Infektionen sowie bei Frauen nach den Wechseljahren sowie Schwangeren notwendig. Das Ergebnis dieser Urinkultur bekommt der Arzt allerdings erst nach zwei Tagen. Bis dahin muss die Antibiotikabehandlung ungezielt als »kalkulierte Therapie« auf der Einschätzung des Behandlers basieren. Falls notwendig, kann die Medikation aber nach Eingang des Antibiogramms angepasst werden (siehe Frage 12).

Bei bestehenden Flankenschmerzen oder Fieber, und somit dem Verdacht auf eine Nierenbeckenentzündung, ist auch eine Ultraschalluntersuchung zwingend erforderlich, denn immerhin bei jedem 20. Patienten liegt dann eine operationsbedürftige Harnstauung einer Niere vor! Eine weiterführende Abklärung mit Ultraschall und eventuell Blasenspiegelung ist bei jedem Mann mit Harnwegsinfekt und bei Patientinnen mit wiederholten Harnwegsinfektionen nach den Wechseljahren erforderlich.

Jedoch lassen Entzündungszellen und Bakterien im Urin nicht immer auf eine behandlungsbedürftige Infektion schließen. So hat jede Fünfte der über 80-jährigen Frauen im Urinstreifentest einen Entzündungsnachweis ohne jegliche Symptome. Eine solche sogenannte asymptomatische Bakteriurie benötigt keine Antibiotikatherapie.

36 Hilft eine erhöhte Trinkmenge gegen eine Blasenentzündung?

Ja! So banal es klingen mag, aber es mussten zuerst Studien durchgeführt werden, um diesen Zusammenhang zu beweisen. Durch eine hohe Trinkmenge können Bakterien und Reizstoffe ausgeschwemmt werden. Wer seine Trinkmenge um 1,5 Liter erhöht, halbiert sein Risiko für wiederkehrende Blasenentzündungen. Wenn Sie keine Herzerkrankung haben, sollten Sie mindestens 2,5 Liter Flüssigkeit trinken, sodass etwa 1,5 bis 2 Liter Harn pro Tag ausgeschieden werden. Empfohlen werden im Allgemeinen Wasser, ungesüßte Getränke, Fruchtsäfte aus Beeren sowie probiotische Milchprodukte. Eingeschränkt werden sollte der Konsum von Kaffee, Alkohol und Zitrussäften. Stark zuckerhaltige Getränke wie Limonaden und Eistee sind nicht zu empfehlen, da erhöhte Zuckerspiegel im Urin das Bakterienwachstum fördern können.

37 Ab wann muss man eine Blasenentzündung behandeln?

Viele Frauen haben Erfahrung mit Blasenentzündungen, sie kennen die ersten Symptome gut und wissen, wann welche Maßnahmen ergriffen werden müssen. Insbesondere falls die Symptome nachts, am Wochenende oder im Urlaub auftreten, spricht nichts dagegen, mit einer bewährten Therapie schon zu beginnen und nicht erst auf einen Arzttermin zu warten. Freiverkäufliche Urin-Teststreifen bieten eine erste Orientierung, ob es sich wirklich um eine Blasenentzündung handelt (siehe Frage 12). Generell kann versucht werden, zuerst die im Folgenden beschriebenen, nicht-antibiotischen Möglichkeiten auszuschöpfen. Zwei Drittel aller Harnwegsinfekte klingen damit innerhalb einer Woche ab.

38 Gibt es hilfreiche pflanzliche Mittel?

Pflanzlichen Präparaten, sogenannten Phytotherapeutika, wird neben der durchspülenden Wirkung auch ein entzündungshemmender Effekt zugeschrieben. Leider ist die Studienlage zu solchen Produkten oft schlecht.

Folgende Pflanzenstoffe kommen in der **Akuttherapie** häufig zum Einsatz:

- Die beste Datenlage mit einer Heilungsrate bis 80 % existiert für die Kombination von Tausendgüldenkraut, Liebstöckelwurzel und Rosmarinblättern.
- Die gängigen Blasen- und Nierentees enthalten meist Birken- und Brennnesselblätter. Andere häufig enthaltene Pflanzenstoffe sind Goldrutenkraut, Orthosiphonblätter, Pfefferminzblätter, chinesische Kräuter, Gartenbohnenhülsen, Hauhechelwurzel, Petersilienkraut und -wurzel, Queckenwurzelstock, Wacholderbeeren. (Anmerkung: In einer Untersuchung des Verbrauchermagazins *Öko-Test* bekamen viele Blasen- und Nierentees schlechte Noten, weil sie auffallend hoch mit Pflanzengiften belastet waren.)

- Bärentraubenblätter: Der Inhaltsstoff Hydrochinon wird über den Urin ausgeschieden und ist für Bakterien schädlich. Bärentraubenblätter dürfen nur maximal einen Monat und nicht in der Schwangerschaft angewendet werden.

In der **Langzeitprophylaxe** werden häufig eingesetzt:

- Isothiocyanate (ITC) = Senföle aus Kreuzblütlern. Diese führen zu einer Verminderung der Freisetzung von Bakterien aus Biofilmen auf der Schleimhaut.
  (80 mg Meerrettichwurzelextrakt plus 200 mg Kapuzinerkressekraut)
- Ackerschachtelhalm (durchspülend)
- Goldrutenkraut (durchspülend, krampflösend, entzündungshemmend)
- Quercetin (ca. 1000 mg pro Tag) vermindert die Histamin-Ausschüttung aus Mastzellen. Es findet sich in Kapern, Liebstöckel, Äpfeln, Zwiebeln, roten Trauben, Beeren wie der Himbeere, Heidelbeere, Brokkoli und grünem Blattgemüse.
- Die in Obst und Gemüse enthaltenen Pflanzenfarbstoffe (Flavonoide) verhindern im menschlichen Körper Reaktionen von sogenannten freien Radikalen und wirken so zellschützend. Sie lindern zudem Entzündungen und stärken das Immunsystem.
- Gehackter, aber sonst unverarbeiteter Knoblauch wirkt über das freigesetzte Allicin entzündungshemmend.

39 Helfen Schmerzmittel wie Ibuprofen?

Ja! Das entzündungshemmende Schmerzmittel Ibuprofen hilft bei zwei Dritteln der Betroffenen. Die empfohlene Dosierung von Ibuprofen liegt zwischen 1200 und 2400 mg pro Tag. Ein Nachteil ist, dass die Symptome weniger schnell verschwinden als mit einem Antibiotikum, und es besteht ein etwas höheres Risiko, dass die Infektion in die Nieren aufsteigt.

40 Hilft Wärme?

Vielen Frauen helfen eine Wärmflasche oder warme Sitzbäder gut gegen die Schmerzen, denn Wärme entspannt die Blase und den Beckenboden. Zu intensiv und über einen zu langen Zeitraum sollten Sie diese Anwendungen allerdings nicht durchführen, Sie könnten die Bakterien »bebrüten«.

41 Welche Antibiotika und wann?

Antibiotika wirken bei den allermeisten Harnwegsinfektionen schnell und effektiv. Ob und wann man sich für den Beginn einer Therapie entscheidet, ist abhängig von den Beschwerden und dem Patientenwunsch. Dabei müssen einigen Spielregeln und Einschränkungen beachtet werden. Da – wie erwähnt – die Austestung der Bakterien in einer Urinkultur und die Bestimmung der wirksamen Antibiotika zwei Tage Zeit beansprucht, erfolgt die Therapie zu Beginn immer ungezielt anhand der wahrscheinlichsten Erreger und der aktuellen Resistenzlage gegen Antibiotika. Um das Risiko einer Resistenzentwicklung so gering wie möglich zu halten, erfolgt die Antibiose bevorzugt als Einmalgabe oder Kurzzeittherapie über ein bis drei Tage. Ein weiteres Argument für die Kurzzeittherapie: Nach einer herkömmlichen Therapie über fünf bis sieben oder sogar zehn Tage bekommt jede fünfte Frau einen Scheidenpilz.

42 Kann man nicht einfach dauerhaft Antibiotika nehmen?

Bei chronisch-rezidivierenden Blasenentzündungen wird manchmal die dauerhafte Gabe von Antibiotika in niedriger Dosis empfohlen. Eine solche Langzeitantibiose senkt die Infekthäufigkeit um 50 %. Das Präparat Nitrofurantoin beispielsweise wirkt nur im Urin und nicht im Gewebe und zeigt dabei wenig Resistenzen. Falls regelmäßig ein Zusammenhang der Beschwerden mit dem Geschlechtsverkehr besteht, kann auch eine Einmalgabe bei Bedarf

Geeignete Antibiotika bei unkompliziertem Harnwegsinfekt

- Fosfomycin 3 g Einmalgabe abends
- Nitrofurantoin 2 x 100 mg über 5 Tage
- Nitroxolin 3 x 250 mg über 5 Tage
- Pivmecillinam 3 x 400 mg über 3 Tage
- Trimethoprim 2 x 200 mg über 3 Tage

Geeignete Antibiotika für die Langzeitprophylaxe

- Nitrofurantoin 50–100 mg abends über 3 bis 12 Monate
- Fosfomycin 3 g abends alle 10 Tage
- Trimethoprim 100 mg abends für 6 Wochen bis 6 Monate

nach dem Sex erfolgen. Dies kann jedoch die Wirksamkeit der Empfängnisverhütung durch die Pille beeinflussen.

Vor Beginn einer Langzeitprävention wird eine Immunprophylaxe mit Uro-Vaxom® über drei Monate empfohlen (siehe dazu Frage 48).

43 Warum sollte man mit Antibiotika zurückhaltend sein?

Das hat zwei Gründe. Erstens: Antibiotika hemmen nicht nur das Wachstum krank machender Bakterien, sie können auch viele nützliche Bakterien im Körper beispielsweise im Darm oder in der Scheide angreifen. Und wenn man Bakterien unterdrückt, können in der Folge Pilze »überwuchern«. Oft muss man nach einer Antibiotikatherapie die Scheidenflora mit Milchsäurebakterien wieder aufbauen.

Und zweitens können Bakterien sich mit der Zeit so verändern, dass Antibiotika nicht mehr gut wirken. Resistente Bakterien können die Antibiotikagabe überleben und sich weiter vermehren und ausbreiten. Dadurch ist die Wirksamkeit vieler Antibiotika in den letzten Jahren zurückgegangen. Früher häufig verwendete Präparate wie Chinolone (z. B. Ciprofloxacin) oder Cephalosporine sollten heutzutage in der Erstlinientherapie einer unkomplizierten Harnwegsinfektion nicht mehr eingesetzt werden.

44 Wirkt eine Hormongabe der Scheide vorbeugend?

Ja! Bei Frauen nach den Wechseljahren kann die Gabe von östrogenhaltigen Zäpfchen die Häufigkeit von Blasenentzündungen nachgewiesenermaßen verringern. Die Anwendung erfolgt durch die abendliche Applikation eines Zäpfchens mit 0,5 mg Estriol in die Scheide zwei- bis dreimal pro Woche. Viele Frauen haben große Angst vor »Hormonen«. Das ist in diesem Fall unbegründet, da nur eine ganz geringe Aufnahme des Wirkstoffs in den Blutkreislauf erfolgt. Studien zeigten kein erhöhtes Tumorrisiko. Allerdings dürfen Frauen nach einer Brustkrebserkrankung in der Regel keine vaginalen Östrogene erhalten. Für sie gibt es östrogenfreie Zäpfchen und Cremes zur Anfeuchtung. Eine Wirkung zur Vorbeugung von Harnwegsinfekten ist hier aber nicht bewiesen. Jede fünfte Frau berichtet über Probleme mit den Östrogenzäpfchen, insbesondere über ein Brennen in der Scheide in der Anfangsphase der Therapie. Dies kann man durch die »Rückkehr der Blutversorgung«, ähnlich wie bei einem Sonnenbrand, erklären. Diese »Nebenwirkung« ist also eher als gutes Zeichen zu werten.

45 Es wird häufig Cranberry und D-Mannose empfohlen. Was ist damit?

Diese beiden Mittel sollen die Anheftung der Bakterien an der Blasenwand verhindern. Der Wirkstoff Proanthocyanidin (PAC) im Cranberry-Saft (Moosbeere) blockiert die Bindungsstellen der Colibakterien. Die Wirkung ist am besten bei Frauen im mittleren Alter zwischen 35 und 55 Jahren. Die empfohlene Trinkmenge des Saftes beträgt mindestens 300 ml täglich, was 36 mg PAC entspricht. Es gibt auch andere Cranberry-Zubereitungsformen wie Granulat oder Kapseln.

Auch der Zucker D-Mannose vermindert die Anheftung der Bakterien an der Blasenschleimhaut und schwemmt sie so aus. Die Angst vor einer Gewichtszunahme oder einer Zuckerkrankheit ist nicht begründet, da diese Art von Zucker kaum verstoffwechselt wird. Die Dosierung ist 2 g täglich, aufgelöst in 200 ml Wasser.

46 Welche weiteren Maßnahmen gibt es zur Therapie und Vorbeugung?

Zusätzlich zu den bislang erwähnten Maßnahmen hier noch einige Tipps und Tricks:

- Bei Harndrang nicht zu lange einhalten, sondern bald zur Toilette gehen
- Nicht in Hockstellung Wasser lassen und nicht mit dem Bauch pressen
- Nach dem Stuhlgang von vorne (Scheide) nach hinten (After) abwischen
- Stuhlverstopfung vermeiden (Ernährung mit viel Obst, Gemüse und Ballaststoffen)
- Keine übertriebene Intimhygiene betreiben (keine Seifen oder Desinfektionsmittel)
- Baumwollunterwäsche täglich wechseln (keine Unterwäsche aus Kunstfasern tragen)
- Keine Intravaginalpessare oder Spermizide zur Empfängnisverhütung verwenden
- Nach dem Geschlechtsverkehr direkt Wasser lassen und viel trinken
- Den Urin durch Vitamin C und eine eiweißreiche Kost auf einen pH-Wert zwischen 5 und 6 ansäuern, messbar über Teststreifen (alternativ L-Methionin 3 x 500 mg täglich)
- Gegebenenfalls die Scheidenflora mit Laktobazillen aufbauen (Wirkung nicht gesichert)
- Das Immunsystem mit Vitamin D stärken (Sonne, im Winter eventuell Zufuhr)
- Akupunktur (konnte in einer Studie die Infektrate um die Hälfte senken)

47 Kann man die Blase von innen schützen?

Ja! Man kann versuchen, die schützende GAG-Schicht der Blasenschleimhaut (siehe Frage 6) durch Blasenspülungen wieder aufzubauen, indem man die notwendigen Bestandteile wie Heparin, Chondroitinsulfat, Hyaluronsäure oder Pentosanpolysulfat direkt in die Blase einbringt. Die Blaseninnenwand wird so vor reizenden Urinbestandteilen geschützt, und das beschädigte Gewebe kann regenerieren. Ein gängiges Präparat (Gepan®) enthält 0,2 % des natürlichen GAG-Bausteins Chondroitinsulfat. Die Anwendung über einen Einmalkatheter erfolgt zunächst wöchentlich für vier Wochen, dann monatlich bis zur Symptomfreiheit. Die Kosten von 80 Euro pro Spülung werden nicht von den Kostenträgern übernommen.

48 Kann man gegen Blasenentzündungen impfen?

Ja! Impfverfahren (oder besser Immunprophylaktika) bieten die Möglichkeit, das Immunsystem gegen die häufigsten Harnwegsbakterien zu stärken. Es gibt eine Schluckimpfung mit dem Namen Uro-Vaxom®. Diese enthält Zellwandbestandteile von 18 verschiedenen Stämmen der E. coli-Bakterien, die ja bekanntlich 80 % aller Blasenentzündungen verursachen. Die Häufigkeit wiederkehrender Blasenentzündungen kann so um 40 % gesenkt werden. Zur Grundimmunisierung nimmt man täglich eine Kapsel über einen Zeitraum von drei Monaten. Zur Auffrischung wird drei Monate nach abgeschlossener Grundimmunisierung täglich eine Kapsel über jeweils zehn Tage während drei aufeinanderfolgender Monate eingenommen. Die Kosten liegen bei etwa 1 Euro pro Kapsel.

Alternativ gibt es noch eine Schutzimpfung mit einer Mischung verschiedener inaktivierter Bakterienstämme, die über drei Injektionen in den Muskel im Abstand von ein bis zwei Wochen gegeben wird (StroVac®). Eine Auffrischung wird nach einem Jahr empfohlen. Die Erfolgsraten sind ähnlich wie bei der Schluckimpfung. Ein Drittel der Anwender hat Nebenwirkungen an der Einstichstelle. Auch hier werden die entstehenden Kosten von etwa 110 Euro für drei Spritzen nicht von der gesetzlichen Krankenkasse übernommen.

HARNBLASE: URINVERLUST (HARN-INKONTINENZ)

4

49 Was ist Harninkontinenz überhaupt?

Der Begriff »Inkontinenz« beschreibt jegliche Form eines unkontrollierten und unwillkürlichen Urinverlustes, auch von sehr kleinen Mengen. Ursächlich kann sowohl die Speicherfunktion der Harnblase als auch der Schließmuskelapparat beeinträchtigt sein.

50 Ist Inkontinenz ein häufiges Krankheitsbild?

Ja! In Deutschland geht man von bis zu 10 Millionen Menschen aus, die in irgendeiner Form unter Urinverlust leiden. Das ist fast jeder achte Einwohner. Frauen sind dreimal häufiger betroffen als Männer. Fast jede zweite Frau jenseits des 70. Lebensjahres hat Probleme mit Inkontinenz. Die Häufigkeit nimmt bei beiden Geschlechtern mit dem Alter deutlich zu, weil Bindegewebe und Muskelstrukturen schwächer werden und auch die Nervenversorgung der Blase und die zentrale Kontrolle durch das Gehirn nachlassen. Chronische Erkrankungen wie Diabetes mellitus, Morbus Parkinson oder Demenz tragen einen nicht unerheblichen und zunehmenden Teil zu dieser Entwicklung bei. Inkontinenz geht meist mit einer erheblichen Einschränkung der Lebensqualität einher.

51 Welche Formen der Inkontinenz gibt es?

Je nach Auslöser und Art des Urinverlustes werden verschiedene Formen unterschieden:

Formen der Inkontinenz

- Belastungsinkontinenz: Urinverlust bei körperlicher Belastung ohne vorherigen Harndrang
- Dranginkontinenz: Urinverlust bei plötzlichem Harndrang
- Mischinkontinenz: Mischform aus Belastungs- und Dranginkontinenz

- Überlaufinkontinenz: unkontrollierbares Überlaufen der Blase aufgrund einer blockierten Harnröhre oder einer schwachen Blasenmuskulatur
- Reflexinkontinenz: Verlust der Kontrolle über die Entleerung durch eine Störung der Nervenversorgung im Rückenmark oder im Gehirn (»neurogene Blase«)
- Extraurethrale Inkontinenz: Urinverlust unter Umgehung der Harnröhre (zum Beispiel über eine Fistel, also eine unnatürliche Verbindung zwischen Blase und Haut)
- Koitale Inkontinenz: unwillkürlicher Urinabgang während des Geschlechtsverkehrs (als Belastungsinkontinenz durch die Penetration oder als Dranginkontinenz durch die Nervenreizung oder beim Orgasmus)
- Enuresis: (nächtliches) Einnässen bei Kindern
- Kicher-Inkontinenz: Sonderform der Dranginkontinenz vor allem bei Mädchen zwischen acht und zwölf Jahren

52 Was ist eine ÜAB? Was ist eine Dranginkontinenz?

Wenn ein häufiger, plötzlich einsetzender, oft unwiderstehlicher Harndrang mit kleinen Urinportionen besteht, sprechen wir umgangssprachlich von einer »Reizblase«. Im medizinischen Sprachgebrauch wird bevorzugt der Begriff der überaktiven Blase, oder kurz ÜAB, verwendet. Als normal gelten sieben bis acht Entleerungen am Tag und maximal einmal nachts. Letztlich kann man aber immer dann von einer überaktiven Blase sprechen, wenn die Toilettengänge den Tagesablauf oder die Nachtruhe stören. Geht die ÜAB mit einem unwillkürlichen Urinverlust einher, verwendet man den Begriff Dranginkontinenz. Wichtig zu erwähnen ist, dass dahinter keine eigenständige Krankheit steckt, sondern ein Symptomenkomplex, der verschiedene Ursachen haben kann. Der Begriff sollte daher nur verwendet werden, wenn greifbare Ursachen wie eine Harnwegsinfektion und ein Blasentumor ausgeschlossen sind.

53 Und wenn man vorwiegend nachts oft zur Toilette muss?

Häufiges nächtliches Wasserlassen wird als Nykturie bezeichnet. Im Allgemeinen meint man damit zwei oder mehr Unterbrechungen des Schlafes für einen Toilettengang. Insbesondere ältere Menschen haben dadurch ein erhöhtes Risiko für Stürze und Knochenbrüche. Nykturie ist auch keine eigene Erkrankung, sondern ein Symptom anderer körperlicher Störungen. Die Ursachen sind entweder im Bereich der Urinproduktion oder der Urinspeicherung zu suchen. Normalerweise beträgt der Anteil des nachts produzierten Urins etwa ein Fünftel bis ein Drittel der gesamten Tagesurinproduktion. Bei vielen Krankheiten ist dieses Verhältnis verschoben, siehe Infokasten. Die Folgen des auftretenden Schlafmangels reichen von Konzentrationsschwächen am Tag über eine Verminderung der geistigen Leistungsfähigkeit bis hin zu Depressionen.

54 Wie häufig ist eine ÜAB?

Studien gehen davon aus, dass jeder fünfte bis sechste Mensch an einer ÜAB leidet. Frauen sind häufiger betroffen als Männer, und mit dem Alter nimmt auch hier der Anteil der betroffenen Frauen deutlich zu:

5 % der unter 25-Jährigen
17 % der über 40-Jährigen
Ein Drittel der über 75-Jährigen

Bei den Frauen macht die Dranginkontinenz ein Drittel aller Fälle von Inkontinenz aus.

Ursachen einer Nykturie

Störungen der Urinproduktion:

- Zuckerkrankheit (Diabetes mellitus)
- erhöhter Blutdruck
- Herzschwäche (tagsüber wird Wasser in den Beinen eingelagert, nachts kommt es in liegender Position zu einer vermehrten Urinproduktion)
- Störungen der Nierenfunktion
- harntreibende Medikamente

Störungen der Urinspeicherung:

- Prostatavergrößerung
- Veränderungen am Blasenmuskel
- Entleerungsstörungen mit Restharnbildung
- Nervenerkrankungen

Weitere Risikofaktoren:

- Übergewicht
- Schnarchen
- Schlafapnoe-Syndrom

55 Was sind Ursachen der ÜAB?

Die Ursachen einer ÜAB sind vielfältig, und meist gibt es nicht nur einen einzelnen Auslöser. Zusammenfassend kann man sagen, dass es zu einem Ungleichgewicht zwischen von der Blase ausgehenden erregenden Reizen und den vom Nervensystem kommenden hemmenden Impulsen kommt. Aus der Forschung weiß man, dass bei einer ÜAB andere Nervenfasern wie sogenannte C-Fasern, andere Botenstoffe und andere Rezeptoren aktiv sind als im Normalzustand. Es können aber auch strukturelle Veränderungen in der Schleimhaut oder der Blasenmuskulatur selbst vorliegen. Und nicht zuletzt steht die Blase sehr stark unter dem Einfluss der Psyche. Ursachen sind also häufig auch auf psychosomatischem Gebiet zu finden.

Ursachen einer ÜAB

- Alter
- überempfindliche Blasensensorik
- überaktiver Blasenmuskel
- Zustand nach Blasenentzündung
- gestörte Schutzschicht der Blasenschleimhaut
- übersensible oder anatomisch verlagerte Harnröhre
- Störung im Hirn-Kontrollsystem, neurologische Ursachen
- Störung im vegetativen Nervensystem
- Übergewicht
- Psyche (Stress, Angst, Nervosität, Depression)
- Mangel an Scheidenhormonen (Östrogenen)
- Bindegewebsschwäche
- Schwangerschaft und Periode (Progesteron), Senkungszustände
- funktionelle Magen-Darm-Störungen
- Medikamente
- Nahrungsmittel (Koffein, Alkohol, Gewürze, manche Gemüse)
- saurer Urin
- Geschlecht (Frauen haben eine kleinere Harnblase)
- Sonderformen: Kicher-Inkontinenz
- Idiopathisch (keine Ursache zu finden)

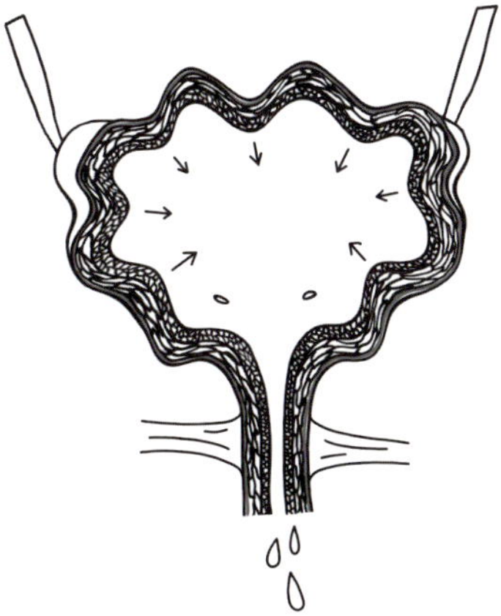

Dranginkontinenz

56 Oder ist die ÜAB ein psychosomatisches Krankheitsbild?

Man geht davon aus, dass bei drei von vier ÜAB-Betroffenen psychische Faktoren wie Nervosität, Ängste, Stress und Überlastung zu ihrer Blasenfunktionsstörung beitragen. Der Hintergrund dieser psychosomatischen Reaktion: Der Parasympathikus als Teil des vegetativen Nervensystems versucht, seinen Gegenspieler, das Stress-Nervensystem, durch eine erhöhte Aktivität wieder zu beruhigen. Das häufige Wasserlassen tritt dann meist nur am Tag und nicht in der Nacht auf. Auch tiefer liegende psychologische Störungen wie Ängste, Schuldgefühle oder Depressionen können sich als Blasenfunktionsstörung äußern. Dabei zeigen Betroffene oft ein ausgeprägtes Kontrollbedürfnis.

57 Kann auch etwas anderes (Organisches) hinter den Symptomen stecken?

Ja! Die Liste möglicher Krankheiten, die ähnliche Beschwerden beim Wasserlassen machen können, ist lang. In erster Linie müssen Entzündungen oder bösartige Veränderungen von Prostata oder Harnblase ausgeschlossen werden. Einengungen im Bereich der Harnröhre können für eine Harnstrahlabschwächung sorgen. Bei den Allgemeinerkrankungen ist es oft eine Zuckerkrankheit, die eine unruhige Blase bedingt. Nervenfehlsteuerungen durch Bandscheibenvorfälle oder eine Parkinson-Erkrankung sind ebenfalls weit verbreitet. Morbus Parkinson betrifft immerhin 2 % aller Männer über 65 Jahre. Und bei Frauen muss an das häufige Krankheitsbild der Endometriose gedacht werden. Bei dieser Erkrankung findet sich Gebärmutterschleimhautgewebe außerhalb der Gebärmutter. Bis zu 5 % der Frauen mit Endometriose haben Herde am oder im Harntrakt. Und zu guter Letzt gibt es noch das Krankheitsbild mit dem Namen Interstitielle Cystitis (IC). Bei dieser chronischen Erkrankung ist die Barrierefunktion der Blasenschleimhaut gestört, und Entzündungsreize dringen in tiefere Schichten der Blasenwand ein. Betroffene reagieren meist auf bestimmte Lebensmittel mit starken Symptomen. Die gängigen Therapieansätze versuchen, die chronische Entzündungsreaktion zu unterdrücken und die schützende Schleimhautschicht der Blase wieder aufzubauen. Wer mehr zu diesem speziellen Krankheitsbild wissen möchte, findet wertvolle Informationen unter: *www.ica-ev.de*

58 Was ist eine Schrumpfblase?

Eine Schrumpfblase ist das Endstadium einer chronischen Entzündung, bei dem die Blase durch Vernarbungen organisch so klein geworden ist, dass sie nur noch ein Fassungsvermögen von unter 100 ml hat. Bestrahlungen im Beckenbereich, Nervenfehlsteuerungen zum Beispiel bei Querschnittlähmung oder Blasenkrebserkrankungen können mittel- bis langfristig die Speicherfähigkeit der Blase so massiv beeinträchtigen, dass oft nur noch eine operative Vergrößerung (Augmentation, siehe Frage 78) oder bei Bösartigkeit eine komplette Entfernung der Harnblase mit Anlage einer Harnableitung als Therapiemöglichkeit übrig bleibt.

59 Wie entsteht eine ÜAB beim Mann?

Bei Männern begünstigt eine gutartige Prostatavergrößerung die Entstehung einer überaktiven Blase. Aufgrund einer Einengung der Harnröhre durch die vergrößerte Prostata muss der Blasenmuskel bei der Entleerung der Harnblase dauerhaft gegen verstärkten Widerstand arbeiten. Dies kann einerseits zu Problemen bei der Urinspeicherung (irritative Reizsymptome), andererseits zu einer erschwerten Blasenentleerung führen (obstruktive Entleerungssymptome). Durch die »Verstopfung« des Blasenausgangs kommt es zu einer Startverzögerung beim Wasserlassen, oft unter Zuhilfenahme der Bauchpresse. Der Harnstrahl wird schwach, manchmal mit Unterbrechungen und am Ende mit Nachträufeln. Die Blasenentleerung dauert meist länger als eine Minute. Viele Männer berichten über ein Gefühl, die Blase nicht vollständig entleeren zu können.

60 Was ist Restharn? Ist das gefährlich? Kann die Blase überdehnen oder platzen?

Als Restharn wird die Urinmenge bezeichnet, die am Ende des Wasserlassens noch in der Harnblase verbleibt. Ursächlich kann eine Einengung des Blasenausgangs beziehungsweise der Harnröhre oder eine Schwäche des Detrusor-Muskels dahinterstecken. Die Bestimmung erfolgt schnell und schmerzfrei durch eine Ultraschalluntersuchung. Da der Restharn variieren kann, sind mehrere Messungen an unterschiedlichen Tagen empfehlenswert. Eine Restharnmenge von unter 50 ml wird als ausreichende Blasenentleerung angesehen, bei mehrfach nachgewiesener Restharnmenge über 150–200 ml besteht in der Regel ein medizinischer Handlungsbedarf. Die Blase kann zwar chronisch überdehnen, aber nur selten platzen. Einrisse des Blasenmuskels treten nur bei Traumata wie beispielsweise Verkehrsunfällen auf.

61 Was ist eine Überlaufblase?

Eine Überlaufblase kann als eine ausgeprägte und chronische Form der Restharnbildung angesehen werden, meist ohne starken Harndrang oder Schmerzen. Dabei wird der Blasenmuskel dauerhaft überdehnt, und man kann nur sehr geringe Urinmengen zur Toilette bringen. Die Harnblase bleibt gefüllt, bis sie schließlich ständig überläuft. Viele Betroffene denken bei diesen Symptomen oft irrtümlicherweise zunächst an eine Inkontinenz durch eine Schließmuskelschwäche.

62 Was ist ein Harnverhalt?

Ein Harnverhalt ist ein akuter Notfall mit starken Schmerzen. Aufgrund einer plötzlich auftretenden kompletten Blockade der Harnröhre oder einer starken Überdehnung des Blasenmuskels kann kein Urin mehr abgegeben werden. Die Blase muss dann vorübergehend über einen Harnröhrenkatheter entlastet werden. Eine solche Situation entsteht oft nach reichlichem Genuss kalter oder alkoholhaltiger Getränke oder wenn nicht unmittelbar eine Toilette zur Verfügung steht, beispielsweise auf Flugreisen. Bestimmte Medikamente oder eine Darmverstopfung können ebenfalls die Blasenentleerung so hemmen, dass ein Harnverhalt entsteht. Dieses Ereignis trifft Männer deutlich häufiger als Frauen.

63 Was sind Blasensteine?

Wenn die Blase sich nicht vollständig entleert und Resturin zurückbleibt, erhöht sich die Gefahr, dass sich im verbleibenden Urin Entzündungen und Blasensteine bilden. Durch eine Infektion wird das chemische Milieu im Urin verändert, und wasserlösliche Substanzen kristallisieren schneller aus. Neben der Reizblasensymptomatik ist dann ein unterbrochener stotternder Harnstrahl typisch, wenn ein Stein sich immer wieder vor den Blasenausgang legt. Meist besteht die Therapie darin, den Stein mit einer Zange oder einem Laser zu zerkleinern und über die Harnröhre zu entfernen. Wichtig ist in jedem Fall, dass nicht nur der Stein selbst, sondern auch die zugrunde liegende Ursache der Blasenentleerungsstörung beseitigt wird.

64 Wie kann eine ÜAB/Dranginkontinenz behandelt werden?

Die beiden grundlegenden Prinzipien in der Behandlung einer ÜAB bestehen einerseits in einer Ruhigstellung des Blasenmuskels sowie andererseits in einer Beruhigung der Blasennerven und somit der Reizüberleitung zum Gehirn. Dabei geht man schrittweise in einer Stufentherapie vor.

65 Was beinhaltet die erste Therapiestufe bei ÜAB?

Da bei der ÜAB meist keine einzelne Ursache offensichtlich und direkt fassbar ist, muss besonders die erste Therapiestufe auf mehreren Ebenen, also multimodal ansetzen. Insgesamt sind alle folgenden Behandlungsoptionen nebenwirkungsarm, müssen jedoch konsequent über mehrere Monate durchgeführt werden:

Erste Therapiestufe bei ÜAB

- Information über die normale Funktion des unteren Harntraktes
- Information über Nutzen und Risiken aller verfügbaren Therapien
- Verhaltensänderung
- Blasentraining (Hinauszögern des Wasserlassens)
- Ernährungsumstellung
- Trinkmengenregulation
- Hormontherapie (Östrogene für die Scheide)
- Phytotherapie (Pflanzenstoffe)
- psychosomatische Behandlung
- Physiotherapie (Beckenbodentraining)
- Osteopathie (Behandlung von Störungen der Selbstregulation der Organe)
- Akupunktur und Traditionelle Chinesische Medizin (TCM)
- Elektrostimulation (Reizstrombehandlung)

66 Wie kann man mit Änderungen des Lebensstils etwas erreichen?

Auch diese Empfehlungen klingen einleuchtend und auf der Hand liegend. In der Summe kann man durch konsequente Umsetzung folgender Verhaltensänderungen sehr gut Einfluss auf die Symptome nehmen:

Verhaltensempfehlungen bei ÜAB

- nicht zu viel und nicht zu wenig trinken (Trinkmenge 1,5–2 Liter)
- die abendliche und nächtliche Trinkmenge reduzieren
- Koffein, Softdrinks und Alkohol in Maßen genießen
- auf stark gewürzte Speisen verzichten
- bei der Ernährung darauf achten, welche Speisen vertragen werden
- die Blase nach der Uhr entleeren (alle 2 Stunden)
- im Sitzen Wasser lassen und auf eine vollständige Entleerung achten
- regelmäßig körperlich aktiv sein
- das Körpergewicht regulieren
- Verstopfung durch ballaststoffreiche Ernährung vermeiden
- auf Nikotin verzichten
- die Notwendigkeit harntreibender Medikamente durch den Hausarzt prüfen lassen
- warm halten (Kälte erhöht den zentralen Blutfluss und damit die Urinproduktion)
- Stress reduzieren
- psychotherapeutische Mitbetreuung

67 Was ist mit Blasentraining gemeint?

Bei einem Blasentraining versucht man, die Zeit zwischen den Toilettengängen immer weiter auszudehnen. Das Wasserlassen wird in kleinen Schritten hinausgezögert, um die Blase daran zu gewöhnen, sich stärker zu dehnen und mehr Urin zu speichern. Dazu ist es hilfreich, zunächst in festen Intervallen zur Toilette zu gehen, diesen Zeitabstand dann zum Beispiel in 5-Minuten-Schritten auszudehnen und das Intervall nach einigen Tagen wieder zu verlängern.

Der therapeutische Effekt ist in Studien nachgewiesen, jedoch benötigt man viel Durchhaltevermögen und einige Monate Geduld bis zu einer merklichen Besserung. Um vorzeitige Toilettengänge zu vermeiden, versucht man, einen auftretenden starken Harndrang durch Ablenkung zu überwinden, indem man beispielsweise tief einatmet, den Beckenboden stark anspannt, an etwas Schönes denkt oder einer anderen Aktivität nachgeht. Das im Alltag bei Harndrang oft zu beobachtende Herumtrippeln auf der Stelle basiert auf dem gleichen Prinzip, nämlich das Fluchtnervensystem (Sympathikus) zu aktivieren und damit das Nervensystem des Parasympathikus auszutricksen. Viele Betroffene verspüren auch in sitzender Position mit nach vorne gebeugtem Oberkörper weniger Harndrang. Am besten protokolliert man seine Erfolge regelmäßig in einem Miktionsprotokoll (siehe Frage 17). Dies dient der Objektivierung und wirkt wie eine Art Belohnungssystem.

68 Kann ich mit der Ernährung Einfluss auf die Reizblase nehmen?

Viele Betroffene bringen die Überaktivität ihrer Blase in Verbindung mit bestimmten Nahrungsmitteln. Welche das sind, kann individuell sehr unterschiedlich sein. Auch hier hilft ein Ernährungstagebuch, um die besonders harntreibenden Lebensmittel zu identifizieren. Grundsätzlich sollten Sie Nahrungsmittel meiden, die Ihre Blase reizen, und eher auf solche zurückgreifen, die die Blasenfunktion unterstützen. Scharfe Gerichte mit Chili, Ingwer und Pfeffer sind daher meist nicht zu empfehlen. Spargel oder säurehaltige Gemüsesorten wie Tomaten regen die Nierentätigkeit an. Andere Obst- und Gemüsesorten sind aber wegen des hohen Gehaltes an Vitaminen und Mineralstoffen gut für die Blasengesundheit und das Immunsystem. Insbesondere Vitamin B reguliert das vegetative Nervensystem. Es findet sich in Vollkornbrot, Beeren, Walnüssen und Sonnenblumenkernen. Und Joghurt enthält viele Probiotika und kann so möglicherweise über eine gesunde Darmflora positiven Einfluss auf das gesamte Immunsystem haben.

69 Welche Möglichkeiten auf pflanzlicher Basis gibt es?

Viele Pflanzenstoffe, die bei Blasenentzündungen zum Einsatz kommen, hatten wir schon bei Frage 38 besprochen. Die meisten können auch bei der ÜAB eingesetzt werden, da neben der entzündungshemmenden auch eine krampflösende und muskelentspannende Wirkung postuliert wird. Präparate mit stark durchspülender Wirkung sollten aber eher gemieden werden. Für eine beruhigende Wirkung auf Blase und Psyche werden häufig Hopfen, Johanniskraut, Buccoblätter, Melissenblätter und Hagebuttenschalen eingesetzt.

Auch bei Männern sind Extrakte aus Heilpflanzen zur Behandlung von prostatabedingten Reizblasenbeschwerden sehr beliebt. Die Produkte sollen entzündungshemmend, abschwellend, entspannend und hormonregulierend wirken. Häufig eingesetzt werden (Kombinations-)Präparate aus Kürbiskernen (empfohlen werden 10 Gramm pro Tag), Früchten der Sägezahnpalme (Sabal-Produkte), Pinienwurzeln und Extrakte aus Brennnesselwurzeln. Die Studienlage zur Pflanzentherapie ist aber insgesamt eher bescheiden.

70 Wann benötige ich Hormone?

Einfach zusammengefasst: bei einer ÜAB immer nach den Wechseljahren. Die Gabe vaginaler Östrogenpräparate als Zäpfchen oder Creme gilt bei Frauen nach der Menopause als Basistherapie. Dies ist heutzutage unbestritten und entgegen der landläufigen Meinung sicher, unbedenklich und wirksam! Die subjektive Besserung von Drangbeschwerden durch die Therapie ist in der wissenschaftlichen Literatur gut dokumentiert. Die Informationen zur Durchführung der Therapie finden Sie unter Frage 44.

71 Was bewirken Physiotherapie oder Osteopathie bei ÜAB?

Über physiotherapeutische Maßnahmen kann man sehr gut Einfluss auf den Beckenboden und den Schließmuskel nehmen (siehe Frage 94). Durch das Training werden nicht nur Durchblutung und Muskelkraft des Beckenbodens verbessert, sondern es kommt sekundär auch zu positiven Effekten auf die Nervenversorgung der Blase. Beckenbodentraining kann zudem gut mit Biofeedback kombiniert werden (siehe Frage 95). Bei einer osteopathischen Behandlung wird über eine Lösung von Verspannungen und Fehlhaltungen eine Neuausrichtung der Organe bewirkt, was eine nervenberuhigende Wirkung haben kann. Obwohl dazu keine Studien vorliegen, sind die Effekte im Praxisalltag oft erstaunlich gut.

Ein anderer Therapieansatz ist die progressive Muskelentspannung nach Jacobson. Dabei soll durch die willentliche und bewusste An- und Entspannung bestimmter Muskelgruppen ein Zustand tiefer Entspannung des ganzen Körpers erreicht werden.

72 Was ist mit Traditioneller Chinesischer Medizin (TCM)?

In der TCM werden die Leitbahnen für Körperenergie, die bestimmten Organsystemen zugeordnet werden, die sogenannten Meridiane, aktiviert. Der Blasen-Meridian zieht über Kopf und Nacken zum Rücken, wo er sich zweiteilt und dann in zwei Strängen über die Hinterseite und Außenseite des Beins jeweils bis zur kleinen Zehe führt. Bei der Akupunktur werden auf diesem Meridian liegende Punkte mittels feinster Nadeln angeregt, bei der Akupressur geschieht dies über Druck mit dem Finger. Es kommt dabei zu einer verbesserten Durchblutung und abnehmenden Muskelspannung um den Akupunkturpunkt herum und in dem Körperteil, der dem jeweiligen Akupunkturpunkt zugeordnet ist. Im zentralen Nervensystem führt der Reiz der Nadel zu einer Ausschüttung von Endorphinen und Hormonen.

73 Wie wirkt eine Reizstromtherapie (Elektrostimulation)?

Das Prinzip aller Reizstromtherapien für die Blase und den Beckenboden beruht auf einer Stimulation der Fasern des Schambeinnervs (Nervus pudendus). Auf diese Weise soll das Gleichgewicht zwischen hemmenden und aktivierenden Nervenimpulsen wiederhergestellt werden. Dies kann über stabförmige Sonden in der Scheide oder dem After, alternativ auch über Klebeelektroden auf der Haut am Penis oder in der Nähe der Klitoris erfolgen. Über ein Steuergerät werden milde, völlig ungefährliche Ströme gesendet. Zur Behandlung der Dranginkontinenz werden Impulse mit einer Frequenz von 5 oder 10 Hz verwendet.

Man kann die Stimulation sogar über entfernte Nerven an der Innenseite des unteren Schienbeins (Nervus tibialis posterior) durchführen. Der Einfluss auf die Blase ist deshalb möglich, weil dieser Nerv im Rückenmark auf der gleichen Höhe wie das spinale Miktionszentrum verschaltet wird. Diese Therapieform heißt auch Transkutane Elektrische Nervenstimulation (TENS). Die Anwendung erfolgt einmal täglich 30 Minuten lang über drei Monate. Ein Effekt (in Kombination mit einem Blasentraining) ist bei 50–60 % der Anwender zu erwarten.

74 Was beinhaltet die zweite Therapiestufe bei ÜAB?

In dieser Therapiestufe werden Medikamente eingesetzt, die den Blasenmuskel entspannen. Das Prinzip dieser Mittel ist eine Verminderung der Wirkung des Botenstoffes Acetylcholin an den Bindungsstellen der Blasenmuskulatur. Diese Bindungsstellen heißen Muskarin-Rezeptoren. Daher wird die Wirkstoffgruppe auch Antimuskarinika oder Anticholinergika genannt. Die Mittel blockieren das unwillkürliche Zusammenziehen des Blasenmuskels und tragen so zu einer besseren Urinspeicherung bei. Ebenso reduzieren sie die Wahrnehmung der Blasenfüllung. Zur Behandlung der ÜAB gibt es in dieser Stoffgruppe sieben verschiedene Wirkstoffe mit leicht unterschiedlichem Wirkprofil (Darifenacin, Fesoterodin, Oxybutynin, Propiverin, Solifenacin, Tolterodin, Trospiumchlorid). Der Effekt tritt nach zwei bis vier Wochen ein. Sie wirken bei etwa zwei Dritteln der Betroffenen. Während der Therapie muss regelmäßig durch Ultraschall die Restharnmenge nach dem Wasserlassen kontrolliert werden, da der Blasenmuskel weniger Kraft für die Entleerung aufbringen kann. Leider bricht die Hälfte der Patienten die Therapie innerhalb des ersten Jahres ab, denn auch die Nebenwirkungen an anderen Organen sind nicht unerheblich. Durch eine Hemmung der Funktion der Mundspeicheldrüse und des Darmes treten häufig Mundtrockenheit und Verstopfung auf. Gedächtnisstörungen wurden beschrieben, weshalb insbesondere der Einsatz bei Morbus Parkinson und Demenz gut abzuwägen ist. Und bei erhöhtem Augeninnendruck (Glaukom) muss eine engmaschige augenärztliche Kontrolle erfolgen. Man kann Anticholinergika bei Unverträglichkeiten auch über einen Katheter direkt in die Blase einbringen.

Ein gegensätzlicher Wirkansatz liegt dem Einsatz des Mittels Mirabegron zugrunde. Hierbei wird nicht der Parasympathikus gebremst, sondern der Sympathikus, also der die Blase bremsende Teil des vegetativen Nervensystems, stimuliert. Durch die Erhöhung der sympathischen Aktivität können hierbei als Nebenwirkung die Pulsfrequenz und der Blutdruck ansteigen.

75 Was beinhaltet die dritte Therapiestufe bei ÜAB?

In der dritten Therapiestufe werden alle invasiven und operativen Maßnahmen zusammengefasst. Dazu zählen das Einspritzen von Botox in den Blasenmuskel, die Implantation eines Blasenschrittmachers und operative Blasenerweiterungen.

76 Wie funktioniert Botox für die Blase?

Bei Patienten, die auf eine Erst- und Zweitlinientherapie nicht befriedigend ansprechen, kann eine Behandlung mit Botulinumtoxin (kurz: Botox) als Drittlinientherapie angeboten werden. Botox ist ein Nervengift, das sowohl die Signalübertragung der Nerven an den Blasenmuskel als auch die Wahrnehmung der Blase über sogenannte C-Fasern blockiert. Dadurch wird der Harndrang abgeschwächt, und die Zeitintervalle zwischen den Toilettengängen werden vergrößert. Vier von fünf Patienten zeigen danach eine befriedigende Wirkung, nur jeder Zehnte hat keinen Effekt. Dies ist meist bei organischen Schrumpfblasen der Fall (siehe Frage 58). Botox wird im Rahmen einer Blasenspiegelung mit einer dünnen flexiblen Nadel an mehreren Stellen in den Blasenmuskel eingespritzt. Die Anwendung kann in einer kurzen Vollnarkose oder nach Auffüllen der Blase mit einem lokalen Betäubungsmittel ambulant durchgeführt werden. Der Effekt tritt nach einigen Tagen ein und hält in der Regel sechs bis zwölf Monate an. Dann lässt die Wirkung nach, weil Botox wieder abgebaut wird und es zu einem Aussprießen von neuen Nervenendigungen kommt. Die Anwendung kann beliebig oft wiederholt werden. Nur eine kleine Anzahl an Patienten zeigt bei wiederholten Injektionen einen abnehmenden Effekt. Die Risiken bestehen in einer Nachblutung oder einer Entzündung durch die vielen Injektionsstellen sowie einer vermehrten Restharnbildung. Voraussetzung ist also die Fähigkeit und Bereitschaft des Patienten, in einem solchen Fall die Blase über einen Selbstkatheter zu entleeren (siehe Frage 83).

Das Einspritzen anderer Mittel zur Betäubung der C-Fasern, wie beispielsweise stark scharfer Substanzen wie Resiniferatoxin oder Capsaicin (bekannt aus Chilischoten), hat noch keine weite Verbreitung gefunden.

77

Was ist ein Blasenschrittmacher?

Diese Therapieform beruht wie die Reizstrombehandlung auf einer elektrischen Nervenstimulation, allerdings über dauerhaft implantierte Elektroden in direkter Nähe der zu stimulierenden Nerven. Der Fachbegriff dafür lautet sakrale Neuromodulation. Es erfolgt zunächst eine Probestimulation der Nerven S2 bis S4 am Kreuzbein. Dies führt einerseits zu einer Erregung der Nerven des Beckenbodens und einer Kräftigung des Schließmuskels, andererseits aber auch zu einer Hemmung der Blasenmuskelaktivität. Zum Wasserlassen wird die Dauerstimulation mittels einer Fernbedienung unterbrochen. Die Teststimulation ist etwa bei der Hälfte der Betroffenen erfolgreich. Dann ist ein Dauerimplantat möglich, das umgangssprachlich auch »Blasenschrittmacher« genannt wird. Die Stimulationssonde an einem oder mehreren Nerven im Kreuzbein wird dann dauerhaft implantiert und über Kabel mit einem batteriebetriebenen Stimulationsgerät verbunden, das meist im vorderen Bauchbereich unter die Haut gelegt wird. Die Laufzeit der Batterie beträgt fünf bis sieben Jahre. Durch die beruhigenden Effekte auf die Nervenversorgung der Blase kann die Anzahl der Toilettengänge statistisch halbiert und das Fassungsvermögen der Harnblase etwa verdoppelt werden. Die Komplikationsrate dieses Gerätes liegt bei 10 % innerhalb von drei Jahren.

78

Wie kann man die Blase operativ erweitern?

Wenn die bislang beschriebenen Maßnahmen nicht zu einem befriedigenden Ergebnis führen oder der Druck in der unruhigen Blase so hoch ist, dass eine Gefährdung der Nieren besteht, kann man über eine operative Erweiterung der Harnblase den Druck entlasten und die Speicherkapazität erhöhen. So werden die Nieren geschützt und die Kontinenz verbessert. Bei einer solchen Operation wird über einen Bauchschnitt oder eine Bauchspiegelung ein Stück Dünndarm entfernt und wie eine Haube auf das Blasendach aufgenäht (sogenannte Augmentation). Meist bleibt auch bei diesem Verfahren nach dem Wasserlassen eine erhöhte Restharnmenge in dem neu geschaffenen Reservoir zurück, sodass auch hier der Betroffene lernen muss, die Blase über einen Selbstkatheterismus zu entleeren (siehe Frage 83).

79 Wie können Entleerungsstörungen behandelt werden?

Wenn die Blase sich nicht vollständig entleert, kann man versuchen, entweder über eine Öffnung des Blasenausgangs – also eine Entspannung der Muskulatur am Blasenhals und in der Prostata – oder über eine Stärkung des Blasenmuskels (Detrusor) die Entleerung zu verbessern. Hierzu gibt es verhaltenstherapeutische, medikamentöse und operative Ansatzpunkte.

80 Gibt es eine optimale Körperhaltung für die Blasenentleerung?

Die richtige Körperposition beim Wasserlassen ist unabdingbar für eine problemlose und restharnfreie Blasenentleerung. Sie sollten also unbedingt entspannt sitzen und nicht in angespannter Hockstellung oder unter Zeitdruck miktionieren. Die Entleerung wird erleichtert, wenn Sie den Oberkörper etwas nach vorne neigen, weil sich so die Harnröhre besser öffnen kann. Sie sollten keinesfalls stark mit dem Bauch pressen. Ansonsten besteht die Gefahr, dass sich der Beckenboden mit anspannt und der Strahl eher abgeschwächt wird. Bei nachgewiesener Entleerungsstörung ist ein leichtes Pressen unter regelmäßigen Kontrollen erlaubt. Bei neurogener Blasenlähmung (zum Beispiel bei Querschnittsymptomatik) kann man versuchen, die Blase durch Klopfen mechanisch anzuregen, also die Reflexaktivität der Harnblase zum Zeitpunkt der gewünschten Entleerung durch einen Triggerreiz auszulösen.

81 Kann man den Blasenausgang medikamentös öffnen?

Ja, vor allem beim Mann. Alphablocker sind Medikamente, die bei Männern die glatte Muskulatur der Prostata und des Blasenausgangs entspannen. So verbessern sie die Stärke des Harnstrahls und reduzieren die durch die Prostatavergrößerung bedingte Blockade. Bekannte Wirkstoffe sind Tamsulosin, Silodosin oder Alfuzosin. Für Frauen sind diese Präparate nicht zugelassen. Da sie aber auch nicht gefährlich sind, macht man in manchen Fällen trotzdem einen Therapieversuch (Off-Label-Gebrauch). Ein Vorteil der Alphablocker ist ihre sofortige Wirkung. Männer, die unter mäßigen bis schweren Symptomen einer Prostatavergrößerung leiden, profitieren von dieser Therapie mit einer Symptomlinderung um 35–40 %. Mögliche Nebenwirkungen sind Müdigkeit und Schwindel durch eine Blutdrucksenkung. Diese tritt auf, weil auch die Muskeln der Arterienwände entspannt werden. Häufig tritt eine retrograde Ejakulation auf, also ein rückwärtiger Samenerguss in die Harnblase, weil die Prostata beim Samenausstoß nicht mehr als Abdichtungsventil zur Blase wirken kann. Alpharezeptoren kommen auch im Gehirn vor. Das kürzlich aufgekommene Gerücht eines erhöhten Demenzrisikos durch Alphablocker wurde bislang nicht bestätigt. Da beim Mann eine ÜAB sowohl Folge einer Prostatavergrößerung als auch anderer Begleiterkrankungen wie einer Zuckerkrankheit oder von Nervenschäden sein kann und diese Krankheiten häufig zusammen auftreten, bietet sich eine Kombination von Alphablockern mit blasenberuhigenden Mitteln (siehe Frage 74) an. Auf die operativen Therapiemöglichkeiten einer prostatabedingten Entleerungsstörung beim Mann gehe ich in meinem Buch *Fokus Prostata* ein.

82 Kann man den Blasenmuskel medikamentös stärken?

Kaum! Es gibt zwar Medikamente, die die Rezeptoren an der Blasenwand stimulieren, aber leider haben solche Parasympathomimetika wie Bethanechol oder Distigmin schlechte Erfolgsraten, weil sie zwar die Kraft des Blasenmuskels erhöhen, aber nicht für eine koordinierte Entleerung sorgen. Außerdem sind schwere Nebenwirkungen wie Herzrhythmusstörungen beschrieben.

83 Was ist Selbstkatheterismus?

Da die medikamentösen Therapiemöglichkeiten einer Blasenentleerungsstörung begrenzt sind, kommen bei einer chronischen Restharnbildung eher mechanische Lösungsansätze infrage. Als Standardtherapie in einer solchen Situation gilt heutzutage der intermittierende Selbstkatheterismus. Dabei wird durch den Patienten selbst mehrfach täglich ein dünner Schlauch (Katheter) in die Blase eingeführt, über den der Urin in die Toilette oder einen angeschlossenen Beutel abfließen kann. Unmittelbar nach Entleerung der Blase wird der Katheter wieder entfernt. Wichtig sind das korrekte Erlernen der Technik bei einem geschulten Therapeuten, die Wahl des passenden Kathetersystems und die saubere Anwendung. Obwohl dieses Verfahren aufwendig klingt, hat es viele Vorteile. Die Rate an Harnwegsinfektionen ist gering, der obere Harntrakt wird vor Druckschäden geschützt, es verbleibt kein dauerhafter Fremdkörper im Harntrakt, und man kann ein uneingeschränktes Sexualleben haben.

84 Was ist ein Dauerkatheter?

Es gibt Situationen, in denen trotz medikamentöser Therapie die Blasenentleerung unzureichend ist oder operative Lösungen nicht infrage kommen. Wenn sich Urin bis zurück in die Nieren staut, können diese durch den Druck geschädigt werden. Und wenn Bakterien entlang der Harnleiter in die Nieren aufsteigen, kommt es zu heftigen Flankenschmerzen und hohem Fieber. Spätestens dann wird eine Harnableitung unbedingt notwendig. Sollte der Patient nicht zum Selbstkatheterismus in der Lage sein, muss die Harnblase über einen Dauerkatheter abgeleitet und in ein geschlossenes Urindrainagesystem entleert werden. Ein solcher Katheter kann entweder durch die Harnröhre oder mittels einer Kanüle oberhalb des Schambeins in die Harnblase eingeführt werden. Bei Männern wird der Bauchdeckenkatheter bevorzugt, weil weniger Komplikationen an der Harnröhre auftreten. Solche Kunststoffkatheter müssen im Verlauf circa alle sechs Wochen gewechselt werden. Dauerkatheter sind komplikationsträchtig. Sie können verstopfen oder abklemmen, nicht selten schränken sie die Mobilität der betroffenen Patienten deutlich ein und verursachen Schmerzen oder Blutungen. Chronische Harnwegsinfektionen verursachen Verkrustungen und Blasensteine. Langfristig kann die Blase an Fassungsvermögen verlieren. Trägt man einen Dauerkatheter über viele Jahre, erhöht sich zudem das Risiko, dass sich die Blasenschleimhaut bösartig verändert. Daher sehen wir Urologen diese Lösung immer als letzten Ausweg an.

85 Was ist eine Belastungsinkontinenz?

Eine Belastungsinkontinenz bezeichnet jeden Urinverlust, der bei körperlichen Anstrengungen wie Husten, Lachen, Niesen, Heben, Springen oder Treppensteigen auftritt. Ursächlich zugrunde liegt ein Problem des Blasenschließmuskels und des Beckenbodens. In den genannten Situationen übersteigt der Druck im Bauchraum durch die körperliche Belastung den Verschlussdruck, den das Schließmuskelsystem aufbauen kann. Der Urinverlust in der Belastungssituation kann tropfenweise oder sogar schwallartig sein. Ein Harndrang wie bei der Dranginkontinenz ist damit nicht verbunden. Man unterteilt die Belastungsinkontinenz in verschiedene Schweregrade:

Schweregrade der Belastungsinkontinenz

Grad 1: Urinverlust beim Husten, Niesen, Pressen, Heben, Tragen schwerer Gegenstände

Grad 2: Urinverlust beim Gehen oder Aufstehen

Grad 3: Urinverlust bereits im Liegen

Grad 4: komplette Inkontinenz

Obwohl es Mischformen gibt, sind die beiden Beschwerdebilder der Belastungs- und der Dranginkontinenz medizinisch strikt voneinander zu trennen. Aufgrund der unterschiedlichen Ursachen ergeben sich nämlich vollkommen andere Therapieansätze.

86 Wie häufig ist eine Belastungsinkontinenz?

Sehr häufig! Etwa die Hälfte der geschätzten 7 Millionen von Inkontinenz betroffenen Frauen in Deutschland leidet an einer Belastungsinkontinenz. Wir erinnern uns: Ein weiteres Drittel der inkontinenten Frauen hat eine reine Dranginkontinenz. Die restlichen Betroffenen zeigen Mischformen, oder der Urinverlust beruht auf anderen Ursachen, siehe Frage 51. Wie bei allen Inkontinenzformen sind auch hier die höheren Altersgruppen deutlich häufiger betroffen. Bei Männern hingegen ist diese Inkontinenzform selten. Sie tritt meist nur durch Schließmuskelschäden nach operativen Eingriffen wie einer vollständigen Entfernung der Prostata auf.

87 Warum neigen vorwiegend Frauen zu einer Belastungsinkontinenz?

Um das Problem zu verstehen, muss man sich Aufbau und Funktion des weiblichen Beckenbodens vergegenwärtigen. Auf die entscheidenden Unterschiede in der Anatomie zwischen Mann und Frau bin ich bei Frage 2 bereits eingegangen: Das breitere Becken mit den drei Durchtrittsstellen für Harnröhre, Scheide und Enddarm sowie die kürzere Harnröhre machen Frauen anfälliger für Belastungsinkontinenz. Der Beckenboden und der darin integrierte äußere Schließmuskel haben die Aufgabe, vorne den Urin und hinten den Stuhl zu halten, im Bedarfsfall aber auch durchzulassen. Die Muskel- und Bindegewebsstrukturen müssen also einerseits Halteaufgaben erfüllen, zugleich aber sehr dehnbar sein. Bei vier von fünf Frauen muss zudem einmal oder mehrfach im Leben ein Kind mit einem Kopfdurchmesser von etwa 10 cm über die Scheide entbunden werden. Aus diesen Umständen wird ersichtlich, warum der Beckenboden häufig derart geschädigt oder überlastet ist, dass Situationen entstehen, in denen der Druck im Bauchraum den Gegendruck des Schließmuskelapparates übersteigt.

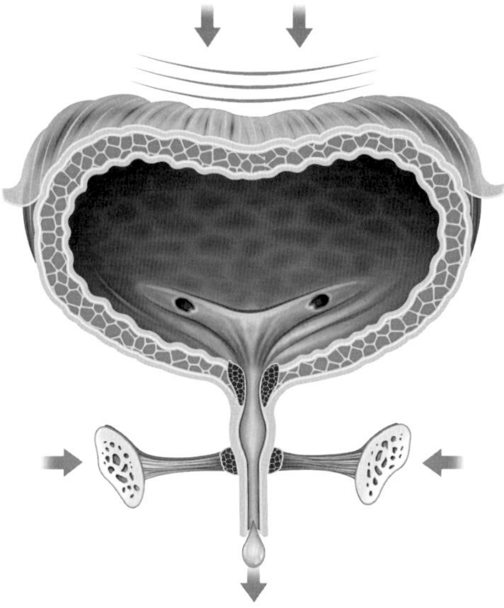

Belastungsinkontinenz

88 Was sind die Risikofaktoren für eine Belastungsinkontinenz?

Die Gründe, warum man anfällig für eine Belastungsinkontinenz wird, können in zwei Gruppen eingeteilt werden. Zur ersten Gruppe gehören jene Faktoren, die den Beckenboden direkt schädigen oder langfristig schwächen. Das sind neben den normalen Alterungsprozessen und einer möglichen Veranlagung zu schwachem Bindegewebe vor allem Schwangerschaften und vaginale Geburten. Viele Frauen leiden nach einer Spontangeburt an Belastungsinkontinenz, die sich mit unterstützender Rückbildungsgymnastik innerhalb von wenigen Monaten wieder vollständig bessert. Aber jede fünfte Frau hat längerfristig Probleme, den Urin zu halten. Auch Operationen im kleinen Becken, wie beispielsweise die Entfernung der Gebärmutter, können die Druckverhältnisse, die auf den Beckenboden wirken, ungünstig beeinflussen. Mit oder ohne Operation können Senkungszustände entstehen, bei denen die Beckenorgane und das Scheidengewölbe sich nach unten in Richtung Damm vorwölben. Oft wird der Schließmuskelapparat dadurch richtiggehend »aufgezogen«. Ein weiterer wichtiger Punkt: Durch die Hormonumstellung in den Wechseljahren kommt es zu einer verminderten Durchblutung der Muskulatur des Schließmuskels und der Schleimhaut in der Harnröhre. Dadurch geht eine zusätzliche »Aufpolsterung« verloren. Nervenschädigungen durch Verletzungen oder Operationen, aber auch durch Zuckerkrankheit oder neurologische Erkrankungen können die »Reflexfähigkeit« des Schließmuskels reduzieren. Er reagiert dann bei Druckerhöhungen schlicht zu langsam.

Die zweite Gruppe an Risiken umfasst jene Faktoren, die die Druckbelastung auf den Schließmuskel von oben situativ oder dauerhaft erhöhen. Dazu gehören vor allem Übergewicht und körperliche Arbeit mit Heben schwerer Lasten. Auch ständiger Husten, wie er bei Rauchern oder bei chronisch-obstruktiver Lungenkrankheit (COPD) auftritt, sowie chronische Verstopfung führen dazu, dass der Beckenboden ständig »Druck von oben« bekommt.

Risikofaktoren für Belastungsinkontinenz

Durch Schwächung des Beckenbodens:

- Alterungsprozesse und schwaches Bindegewebe
- Geburten
- Operationen im kleinen Becken
- Senkungszustände
- Hormonmangel

Durch »Druck von oben«:

- Übergewicht
- schweres Heben
- chronischer Husten
- chronische Verstopfung

89 Wie entsteht eine Belastungsinkontinenz bei Männern?

Wird die Prostata zum Beispiel wegen einer Krebserkrankung komplett entfernt, dann kann es zu Nerven- und Muskelverletzungen kommen, die die Kraft des Schließmuskels reduzieren oder seine Lage minimal, aber ungünstig verändern. Oft bessert sich die Inkontinenz innerhalb der ersten zwölf Monate nach erfolgter Operation. In etwa 5 % der Fälle bleibt sie aber trotz Rehabilitation und Beckenbodentraining dauerhaft bestehen. Wichtige Einflussfaktoren sind Vorerkrankungen und Alter des Patienten sowie die Erfahrung des Operateurs. Schließmuskel- oder Nervenverletzungen bei anderen Operationen wie der klassischen Abhobelung der Prostata von innen bei gutartiger Vergrößerung (sogenannte transurethrale Resektion oder TUR-P) sind mit 1–3 % eher selten.

90 Welche Untersuchungen sind notwendig?

Die Diagnose einer Belastungsinkontinenz ist meist schon anhand einer ausführlichen Befragung eindeutig zu stellen. Es geht dann nur noch darum, den Schweregrad zu bestimmen, andere Krankheiten auszuschließen und die Therapieoptionen festzulegen. Die wichtigste Untersuchung bei der Frau ist die Beurteilung des weiblichen Genitalbereichs auf dem gynäkologischen Untersuchungsstuhl (siehe Frage 19). Man sieht Auffälligkeiten der Schleimhaut wie Blässe oder Rötungen, die allgemeine Durchblutungssituation und den Hormonstatus, die Muskelspannung des Beckenbodens sowie mögliche Senkungszustände. Ein Hustentest bei zumindest halb gefüllter Blase bestätigt in der Regel den spritzerartigen Urinabgang. Im Rahmen der Ultraschalluntersuchung von der Scheide aus kann die Lage der Organe und Strukturen beurteilt werden. Einen Eindruck von der Funktion des Beckenbodens und des Schließmuskels und deren Lageveränderung erhält man, indem man die Patientin während der Untersuchung zum Pressen auffordert. Röntgenuntersuchungen sind daher heutzutage meist nicht mehr notwendig. Wie bei jeder Erkrankung der Harnblase gehört die Untersuchung des Urins zur Basisdiagnostik. Bei einem auffälligen Urinbefund wird zusätzlich eine Blasenspiegelung durchgeführt (siehe Frage 23). Beim Mann kann im Rahmen einer Blasenspiegelung die Intaktheit und Funktion des Schließmuskels sehr gut optisch beurteilt werden, wenn der Patient während der Betrachtung des Schließmuskels den Beckenboden wiederholt anspannt. Eine Blasendruckmessung (siehe Frage 22) ist nur notwendig, wenn eine Operation geplant ist, um eine begleitende Unruhe des Blasenmuskels auszuschließen. Ein Vorlagenwiegetest (Pad-Test) zeigt, wie viel Urin in einem bestimmten Zeitraum verloren wird.

91 Wie funktioniert der Pad-Test?

Der Pad-Test wird auch als Vorlagenwiegetest bezeichnet. Er dient dazu, den Schweregrad des Urinverlustes unter standardisierten Bedingungen zu bestimmen. Eine Unterscheidung zwischen den Ursachen einer Harninkontinenz ist damit nicht möglich. Der Test ist einfach durchzuführen: Eine Inkontinenzeinlage wird abgewogen und dann eingelegt. Nach Aufnahme von 500 ml Flüssigkeit und einer kurzen Pause absolviert man folgende körperliche Übungen:

- eine Treppe hinauf- und hinabsteigen
- zehnmal aus dem Sitzen aufstehen
- zehnmal kräftig husten
- eine Minute auf der Stelle laufen
- fünfmal vorbeugen, um einen Gegenstand vom Fußboden aufzuheben
- eine Minute die Hände unter fließendem Wasser waschen

Nach einer Stunde wird die Inkontinenzeinlage entnommen und wieder abgewogen. Die Gewichtsdifferenz der Vorlage nach dem Test zu vor dem Test ergibt die Menge des Urinverlustes.

Nach Empfehlungen der Deutschen Kontinenz Gesellschaft werden folgende Schweregrade definiert:
Grad 1: bis 10 ml Urinverlust
Grad 2: 10–25 ml Urinverlust
Grad 3: 25–50 ml Urinverlust
Grad 4: über 50 ml Urinverlust

Der Pad-Test wird häufig als Verlaufskontrolle und zur Beurteilung eines Behandlungserfolges eingesetzt.

92 Was bringt eine Verhaltensänderung bei Belastungsinkontinenz?

Die Empfehlungen zu einer Verhaltensänderung ergeben sich ganz logischerweise aus der Liste der Risikofaktoren. Ratsam ist vor allen Dingen eine Regulation des Körpergewichts. Schon eine Gewichtsreduktion um 5 % hat einen nachgewiesenen positiven Effekt. Das häufige Heben schwerer Lasten sollte vermieden werden. Und wenn man doch mal etwas heben muss, dann richtig, indem man sich nahe an das zu hebende Objekt heranstellt, sich dann mit geradem Rücken bückt und beim Anheben ausatmet und den Beckenboden anspannt. Auf Nikotin sollte komplett verzichtet, und chronischer Husten muss abgeklärt und behandelt werden. Wie beim Husten sollte man auch beim Niesen aufrecht stehen bleiben, den Beckenboden anspannen und über die Schulter nach hinten niesen.

Leichte Bewegungen ohne große Druckerhöhung im Bauchraum sind hingegen gut für den Beckenboden, weil sie ihn impulsartig stimulieren. Sportarten wie Walking, Radfahren, Joggen oder Yoga helfen so, die Muskeln des Beckenbodens vorbeugend zu stärken.

93 Helfen Scheidenhormone?

Ja! So wie bei wiederholten Blasenentzündungen (siehe Frage 44) und bei der ÜAB/Reizblase (siehe Frage 70) ist die lokale Hormontherapie mit östrogenhaltigen Scheidenzäpfchen oder -cremes für die Therapie einer Belastungsinkontinenz sehr sinnvoll, vor allem für alle Frauen nach den Wechseljahren und in Kombination mit einem Beckenbodentraining.

Folgende Wirkmechanismen liegen zugrunde:

- eine Kräftigung der Beckenbodenmuskulatur
- eine verbesserte Durchblutung und damit Aufpolsterung und Abdichtung der Harnröhrenschleimhaut
- eine verbesserte Nervenversorgung und damit Reflexaktivität der Muskulatur

- eine Sensibilisierung von Alpha-Rezeptoren und damit eine Erhöhung des Muskeltonus des inneren Schließmuskels

94 Was bringt Beckenbodengymnastik, und wie mache ich das richtig?

Beckenbodentraining ist bei gering- bis mittelgradiger Belastungsinkontinenz bei über der Hälfte der Patientinnen sehr wirksam. Voraussetzung ist, dass es korrekt, regelmäßig und langfristig durchgeführt wird. Daher wird in der Anfangsphase eine professionelle Anleitung durch einen spezialisierten Physiotherapeuten empfohlen. Erste merkliche Erfolge zeigen sich (wie bei jedem Training) meist nach circa drei Monaten. Bevor Sie mit den Übungen anfangen können, müssen Sie Ihren Beckenboden erst einmal kennenlernen. Der Afterschließmuskel beispielsweise wird angesprochen durch die Vorstellung, einen »Pups« einzuhalten. Die vordere Beckenbodenmuskulatur erspürt man durch die Vorstellung, beim Wasserlassen immer wieder den Strahl einzuhalten (wichtig: Bitte nur vorstellen, nie wirklich den Strahl unterbrechen!). Bei beiden Übungen fühlt man eine leichte Hebung der Muskeln nach innen und oben. Das Praktische beim Beckenbodentraining ist, dass es problemlos in den Alltag integriert werden kann. Auch jede Bewegung wie ein Vor- und Zurückkippen des Beckens im Sitzen, ein Anheben des Beckens in Rückenlage oder Beinanheben in Bauchlage trainiert den Beckenboden.

95 Was ist Biofeedback-Training?

Beckenbodentraining kann gut mit einem sogenannten Biofeedback kombiniert werden. Biofeedback bedeutet, dass man eine optische oder akustische Rückmeldung über Prozesse im Körper erhält und so besser lernen kann, diese zu beeinflussen. So kann das Zusammenziehen der Beckenbodenmuskulatur über eine Sonde, die bei Frauen in die Scheide, bei Männern in den Enddarm eingeführt wird, sichtbar gemacht werden. Die Messergebnisse erscheinen auf einem Bildschirm als Kurve. Es gibt mittlerweile viele verschiedene Geräte, die die Darstellung der Muskelkraft und die Veränderung der Muskelspannung mit einer Art Videospiel kombinieren. Dies erhöht die Motivation für das Training. Die positiven Effekte bei der Verwendung zusätzlich zum Beckenbodentraining sind in Studien dokumentiert.

96 Hilft Reizstrom auch bei Belastungsinkontinenz?

Ja! Dass eine Elektrostimulation über eine Vaginalsonde bei einer Reizblase einen beruhigenden Effekt hat, haben wir schon bei Frage 73 besprochen. Aber auch bei Belastungsinkontinenz findet diese Therapieform Anwendung. Wenn der Reizstrom mit einer hohen Stimulationsfrequenz von 35 bis 100 Hz gegeben wird, resultiert ein muskelstimulierender und -aufbauender Effekt. Nach einem ähnlichen Prinzip arbeitet der »magnetische Stuhl«. Dabei nimmt der vollständig bekleidete Patient auf einem Stuhl Platz, von dessen Sitzfläche ein pulsierendes Magnetfeld ausgeht, das etwa 8 cm in den Beckenboden eindringt und zu merklichen Muskelzuckungen führt. Allerdings wird damit nicht der Beckenboden direkt stimuliert, sondern die muskelversorgenden Nervenzellen. Laut Studien aus den USA reichen 20 Sitzungen aus (zweimal pro Woche für 20 Minuten über sechs Wochen), um merkliche Therapieerfolge zu erzielen.

97 Was sind Vaginalkonen?

Vaginalkonen könnte man als »Hanteln für den Beckenboden« bezeichnen. Es handelt sich dabei um kleine kegelförmige Gewichte mit Rückholfaden, die wie ein Tampon in der Scheide getragen werden. Nach Einführen des Gewichts wird automatisch der Beckenboden angespannt, um ein Herausrutschen zu verhindern. Die Anwendung sollte zweimal täglich für 10 bis 15 Minuten durchgeführt werden. Wie im Fitnessstudio gibt es je nach Trainingszustand unterschiedlich schwere Konen, und das Gewicht kann im Laufe der Trainingsmonate stetig gesteigert werden. Es gibt sogar Modelle, bei denen eine zusätzliche Elektrostimulation integriert ist.

98 Gibt es Medikamente gegen die Belastungsinkontinenz?

Ja. Für Frauen steht ein Medikament mit dem Wirkstoff Duloxetin zur Verfügung. Es handelt sich dabei um einen sogenannten Serotonin-Noradrenalin-Wiederaufnahmehemmer, der die Konzentration dieser Botenstoffe an den Nervenenden erhöht. Dadurch wird die Aktivität des Nervus pudendus, der den Beckenboden versorgt, erhöht und die Kraft des äußeren Harnröhren-Schließmuskels verbessert. Die Zulassungsstudien zeigten eine Halbierung der Inkontinenzepisoden und eine Verbesserung der Lebensqualität. Die Belastungsinkontinenz wird damit jedoch nicht geheilt. Es muss bei Wirksamkeit dauerhaft eingenommen werden. Die häufigste Nebenwirkung ist Übelkeit, die fast bei jeder vierten Patientin auftritt. Das Medikament muss daher einschleichend mit einer langsamen Steigerung bis zur Maximaldosis von 2 x 40 mg genommen werden. Für Männer ist das Präparat nicht zugelassen.

99 Gibt es mechanische Hilfsmittel?

Ja! Das Prinzip mechanischer Hilfsmittel, die in die Scheide eingeführt werden, ist die Unterstützung des Blasenhalses und Schließmuskels von der Scheide aus. Oft werden diese bei Senkungszuständen des Beckenbodens eingesetzt, wenn die Patientin eine Korrekturoperation nicht möchte oder dafür nicht geeignet ist. Im medizinischen Sprachgebrauch werden solche Vorrichtungen als Pessare bezeichnet. Es stehen unterschiedliche Ausführungen als

Ring, Schale oder Würfel zur Verfügung. Einige Modelle können von der Patientin selbst gewechselt werden, andere müssen alle sechs bis acht Wochen vom Arzt erneuert werden. Frauen nach den Wechseljahren sollten das Pessar regelmäßig mit östrogenhaltigen Cremes bestreichen oder zusätzlich Scheidenzäpfchen verwenden, um die Bildung von Druckgeschwüren zu vermeiden.

100 Kann man bei Belastungsinkontinenz operieren?

Ja! Es gibt eine Operation, die als spannungsfreies Vaginalband (tension-free vaginal tape, TVT) oder umgangssprachlich kurz als »Schlinge« bezeichnet wird. Dieses Kunststoffband wird locker, ähnlich einer Hängematte, unter den Schließmuskelapparat gelegt, damit sich die Harnröhre bei körperlicher Belastung dort abstützen kann. Sie können sich das wie den Sicherheitsgurt beim Autofahren vorstellen. Im Ruhezustand liegt er locker an, beim Bremsmanöver verhindert er den Anprall. Weil bei diesen Verfahren mit sehr kleinen Schnitten operiert wird, nennt man solche Operationen auch minimalinvasiv. Es ist nur ein kurzer Krankenhausaufenthalt notwendig. Die langfristigen Erfolgschancen solcher Operationen liegen bei geeigneter Patientenauswahl bei 75 %. Die möglichen Nebenwirkungen sind wie jeder Implantation eines Fremdkörpers Vernarbungen, Schmerzen und eine Infektion.

101 Gibt es noch andere Operationen?

Ja, aber die alternativen OP-Verfahren sind entweder aufgrund schlechter Wirksamkeit nicht weit verbreitet oder noch nicht als Standard etabliert. Trotzdem sollen sie hier Erwähnung finden. Das Prinzip ist jeweils ähnlich. Durch eine Unterspritzung der Harnröhre mit Kollagen, Silikon oder körpereigenen Fettzellen soll der Schließmuskel in seiner Arbeit unterstützt werden. Es gab sogar Bestrebungen, neue Muskelzellen aus Stammzellen anzuzüchten und im Bereich des Schließmuskels einzuspritzen. Ein vielversprechendes Verfahren scheint die Lasertherapie der Scheide über eine Sonde zu sein, bei der es durch die Laserenergie einerseits zu einer Schrumpfung überdehnter Gewebe und andererseits zur Bildung neuer Kollagenfasern kommen soll.

102 Gibt es einen künstlichen Schließmuskel?

Ja! Wenn die bislang genannten Therapiemaßnahmen keinen befriedigenden Zustand herbeiführen können, bleibt die Möglichkeit, ein Schließmuskelsystem aus Kunststoff zu implantieren. Dabei wird beim Mann im Dammbereich (zwischen Hodensack und After) eine Manschette um die Harnröhre gelegt. Bei der Frau wird diese über einen Schnitt im Unterbauch am Blasenhals platziert. Der Ring wird dann – ähnlich wie Schwimmflügel mit Luft – mit Flüssigkeit aufgefüllt, sodass die Harnröhre durch Druck von außen verschlossen wird. Über eine Kontrollpumpe, die beim Mann unter die Haut im Hodensack und bei der Frau in den großen Schamlippen platziert wird, können die Betroffenen dann selbst die Flüssigkeit aus der Manschette in ein im Bauchraum liegendes Ballonreservoir pumpen, wenn sie Wasser lassen müssen. Dies setzt allerdings voraus, dass der Patient geistig und körperlich in der Lage ist, das System zu bedienen. Die Methode ist seit vielen Jahren etabliert und führt bei neun von zehn Betroffenen zu einer befriedigenden Kontinenz. Jedoch kann die Harnröhre (ähnlich wie ein eingegipster Arm) im Bereich der Manschette mit der Zeit dünner werden, sodass es zu erneutem Urinverlust kommen kann. Bei vier von zehn Implantationen treten innerhalb von zehn Jahren Komplikationen oder ein Materialverschleiß auf, die einen Austausch des Systems oder einzelner Teile notwendig machen. Selbst dann zeigen sich aber in Langzeitbeobachtungen die meisten Anwender mit dem System zufrieden.

103 Welche Hilfsmittel gibt es?

Die wenigsten Betroffenen wissen, dass ihnen Hilfsmaterialien wie beispielsweise aufsaugende Inkontinenzvorlagen nach ärztlicher Verordnung auf Kosten der Krankenkasse zustehen. Welches Produkt im Einzelfall geeignet ist, kann am besten im Rahmen einer Beratung in einem Sanitätshaus, einer Apotheke oder mit einem ausgebildeten Inkontinenz-Therapeuten besprochen werden. Bei Vorlagen und Windelhosen gibt es große Unterschiede in Bezug auf Größe, Saugfähigkeit, Hautverträglichkeit und Tragekomfort.

Für Männer stehen noch zwei weitere Hilfsmittel zur Verfügung, die allerdings beide Limitierungen durch den eingeschränkten Tragekomfort haben:

- Bei der Kondom-Urinal-Versorgung umschließt ein festgeklebtes Kondom wasserdicht den Penis und leitet den Urin über einen kleinen Schlauch von der Kondomspitze in einen Sammelbeutel. Voraussetzungen sind ausreichende Penislänge und -umfang, eine gesunde Penishaut sowie manuelles Geschick, sofern man das Kondom selbst anbringen und wechseln möchte.
- Eine Penisklemme übt von außen Druck auf die Harnröhre aus, sodass diese verschlossen wird. Damit keine Druckgeschwüre an der Haut auftreten, ist die Klemme an der Innenseite mit weichem Material gepolstert.

Bei hohem Leidensdruck oder pflegerischen Problemen steht auch im Falle einer Belastungsinkontinenz als letzte Lösung für beide Geschlechter die Einlage eines Blasenkatheters zur Verfügung (siehe Frage 84).

HARNBLASE: BLASENKREBS (HARNBLASEN-KARZINOM)

5

104 Wie entsteht Blasenkrebs?

Das Erbmaterial (die DNA) einer Zelle enthält Anweisungen, die der Zelle sagen, ob sie weiterleben und sich vermehren soll. Blasenkrebs entsteht dann, wenn die Zellen der Blasenschleimhaut Veränderungen in ihrem Erbmaterial (sogenannte Mutationen) entwickeln. Mit zunehmendem Alter nimmt bei jedem Menschen die Menge an DNA-Veränderungen in den Zellen zu, und die körpereigenen Kontrollmechanismen zur Bekämpfung von genetisch veränderten Zellen werden schlechter. Wenn dann Zellen außer Kontrolle geraten und sich ungehindert vermehren, entsteht Krebs. Tumorzellen haben zudem die Fähigkeit, sich von ihrem Entstehungsort über die Blutbahn in andere Organe oder über die Lymphbahnen in Lymphknoten zu verbreiten. Dann entstehen Absiedlungen, sogenannte Metastasen.

105 Welche Arten von Blasenkrebs gibt es?

Blasenkrebs geht in den meisten Fällen von den Schleimhautzellen der inneren Blasenschicht, dem Urothel aus. Der Tumor wird dann auch als Urothelkarzinom bezeichnet. Die häufigste Wachstumsform ist dabei das »oberflächliche, nicht-muskelinvasive Urothelkarzinom«. Die Blasenkrebszellen verlieren den Zusammenhalt im Zellverbund, und die Tumoren wachsen gestielt wie kleine Bäumchen oder breitbasig wie Sträucher in Richtung Blaseninneres (Lumen), ohne sich in die Tiefe der Blasenmuskulatur auszubreiten. Diese Wachstumsform wird dann als papillär bezeichnet. Solche Tumoren haben zwar ein hohes Risiko, immer wieder aufzuflackern, aber eine gute Prognose bezüglich einer möglichen Verschlimmerung und der Überlebenszeit. Demgegenüber gibt es auch muskelinvasive Tumoren, die oft nicht papillär, sondern flach oder knollig wachsen und von solider Konsistenz sein können. Diese sind aggressiver und haben eine schlechtere Prognose. Urothelkarzinome können auch im oberen Harntrakt auftreten, denn

Nierenbecken und Harnleiter sind – wie bereits erwähnt – mit der gleichen Schleimhaut ausgestattet. Jedoch betreffen nur etwa 5 % aller Urothelkarzinome den oberen Harntrakt.

Bei einer chronischen Reizung der Blasenwand, beispielsweise durch langjährige Einlage eines Blasenkatheters, oder durch chronische Entzündungen kann sich das Urothel vergleichbar einer Hornhautbildung an der Fußsohle in eine andere Gewebeart, das sogenannte Plattenepithel umwandeln. Wenn dieses Gewebe sich bösartig verändert, entsteht ein Plattenepithelkarzinom. In unseren Breitengraden ist das eher selten. In Ländern wie Ägypten, in denen die parasitäre Infektion der Bilharziose sehr verbreitet ist, tritt diese Form von Blasenkrebs sehr häufig auf.

106 Wie häufig ist Blasenkrebs?

Pro Jahr wird in Deutschland bei über 25 000 Menschen Blasenkrebs neu festgestellt. Er ist damit die vierthäufigste Krebserkrankung bei Männern und im Bereich der Urologie nach dem Prostatakrebs der zweithäufigste Tumor. Männer sind zwei- bis dreimal so häufig betroffen wie Frauen. Wie viele Krebserkrankungen entsteht Blasenkrebs oft erst im höheren Lebensalter. Neun von zehn Betroffenen sind bei der Diagnose über 55 Jahre alt. Der Erkrankungsgipfel liegt bei Männern bei 70 Jahren, bei Frauen bei 73 Jahren.

107 Was sind die Risikofaktoren für Blasenkrebs?

Neben dem Alter und dem männlichen Geschlecht ist Rauchen der allergrößte Risikofaktor für die Entstehung von Blasenkrebs! Viele inhalierte Giftstoffe werden über den Urin ausgeschieden. So kommen gefährliche Substanzen – insbesondere »aromatische Amine« – in Kontakt mit den Schleimhautzellen der Blaseninnenwand. Da auch bei der Herstellung von Farbstoffen, Gummi, Leder, Textilien und Lackprodukten aromatische Amine freigesetzt werden, können Blasenkrebserkrankungen in manchen Fällen als Berufskrankheit anerkannt werden.

Zu einer erblich bedingten Komponente von Blasenkrebs kann man keine generelle Aussage treffen. Man weiß jedoch, dass Personen mit heller Hautfarbe ein höheres Blasenkrebsrisiko haben als Menschen anderer ethnischer Herkunft. Ebenfalls gibt es Hinweise auf einen Zusammenhang zwischen fettreicher und obstarmer Ernährung und der Entstehung von Blasenkrebs. Da die verschiedenen Einflussfaktoren in Studien oft schwierig voneinander zu trennen sind, ist die Datenlage nicht ganz eindeutig.

Menschen, die wegen einer früheren Krebserkrankung eine Bestrahlung im Bereich des Beckens erhalten haben, haben ein deutlich höheres Erkrankungsrisiko. Insbesondere in den 70er- und 80er-Jahren waren die Strahlentherapien des Beckens sehr ungenau, und die Harnblase lag oft mit im Bestrahlungsgebiet.

108 Gibt es typische Symptome, die auf einen Blasenkrebs hinweisen können?

Leider ist Blasenkrebs häufig lange symptomlos. Wenn Symptome auftreten, so ist das meist eine schmerzlose Rotverfärbung des Urins durch Beimengungen von Blut. Die Färbung kann dabei von hellrosa bis zu dunkelweinrot reichen. Eine solche »schmerzlose Makrohämaturie« ist unbedingt als Alarmsignal zu werten! Wenn Symptome wie Schmerzen beim Wasserlassen, häufiger Harndrang oder Rückenschmerzen auftreten, so stecken meist andere Ursachen wie eine Entzündung oder Harnsteine dahinter. Aber auch solche Beschwerden müssen immer gründlich abgeklärt werden, insbesondere falls einer oder mehrere der oben genannten Risikofaktoren vorliegen.

109 Bedeutet roter Urin also immer Krebs?

Nein! Es können auch andere Ursachen dahinterstecken: Nahrungsmittel wie Rote Bete können eine solche Verfärbung bedingen, Harnsteine können bei Bewegung an der Schleimhaut reiben und Blut im Urin ohne Schmerzen verursachen, ähnlich wie eine Blutung, die gelegentlich beim Zähneputzen auftreten kann. Nach intensiver sportlicher Betätigung wie sehr langen Wanderungen und Läufen können rote Blutzellen platzen und den Farbstoff Hämoglobin freisetzen, der dann im Urin auftaucht (sogenannte Hämoglobinurie). In der Urinkontrolle zeigt der Streifentest dann zwar einen Ausschlag, aber in der Mikroskopie sind keine roten Blutzellen (Erythrozyten) zu sehen. Und zu guter Letzt gibt es gelegentlich »Krampfadern« am Blasenausgang und auf der Prostata, die, wenn sie platzen, plötzlich auftretende heftige schmerzlose Blutungen auslösen können.

110 Wie kann man Blasenkrebs rechtzeitig erkennen?

Auch wenn es keine typischen Frühsymptome gibt, sind die meisten Blasenkrebserkrankungen Gott sei Dank bei Diagnose noch in einem frühen und gut behandelbaren Stadium. Das soll aber nicht als Grund dienen, einfach abzuwarten. Ich empfehle, unbedingt die von den Krankenkassen angebotenen Früherkennungsuntersuchungen wahrzunehmen, insbesondere falls Sie zu einer der oben genannten Risikogruppen gehören. Konkret ist das der sogenannte hausärztliche Check-up. Bei dieser Gesundheitsuntersuchung werden ab dem 35. Lebensjahr regelmäßig alle drei Jahre neben einer Befragung nach Beschwerden und Risikofaktoren auch eine körperliche Untersuchung und Blutwertbestimmungen sowie eine Urinkontrolle auf Beimengungen von Eiweiß, Zucker, Nitrit oder roten und weißen Blutzellen durchgeführt. Insbesondere der wiederholte Nachweis von unsichtbarem Blut im Urin (sogenannte Mikrohämaturie) erfordert eine gründliche weitere Abklärung.

Männer sollten zudem ab dem 45. Lebensjahr einmal pro Jahr eine Untersuchung beim Urologen durchführen lassen. Diagnostische Tumormarker aus Blut oder Urin, die für ein allgemeines Blasenkrebs-Screening eingesetzt werden können, gibt es (noch) nicht.

11 Welche Ursachen für unsichtbares Blut im Urin gibt es?

Der Nachweis roter Blutzellen (Erythrozyten) im Urin kann viele Gründe haben. Dass beispielsweise nach einer Blasenentzündung die Schleimhaut verletzlicher ist und über einige Zeit noch Blutzellen nachweisbar sind oder dass eine Prellung oder eine andere Verletzung der Niere durch einen Unfall oder Kontaktsport zu Blut im Urin führen kann, erscheint mehr als einleuchtend. Wie erwähnt: Steine im Harntrakt, also in Niere, Harnleiter oder Harnblase, können an der Schleimhaut reiben und so mikroskopische Blutbeimengungen verursachen.

Auch die Nierenfilter sind manchmal zu grobporig und lassen Blutzellen »durchrutschen«. Insbesondere bei älteren Menschen sind die Gewebestrukturen oft »brüchiger« und anfälliger. Eine solche Filterstörung kann bei oder nach einer Entzündung der kleinsten Filtereinheiten der Nieren, einer sogenannten Glomerulonephritis, auftreten. Auslösend hierfür sind Allgemeinerkrankungen wie die Zuckerkrankheit (Diabetes mellitus), Autoimmunerkrankungen, Infektionen mit Viren oder Bakterien (insbesondere Streptokokken) und Erkrankungen der kleinsten Blutgefäße in der Niere (Vaskulitis).

Erkrankungen der Prostata können eine Rolle spielen, beispielsweise wenn bei einer gutartigen Vergrößerung der Blasenmuskel sehr hohen Druck für die Entleerung aufbauen muss, wenn ein Prostatakrebs in Harnröhre oder Harnblase einwächst oder wenn eine Entzündung der Prostata (Prostatitis) besteht. Begünstigt wird das oft durch die sehr verbreitete Einnahme blutverdünnender Medikamente wie Acetylsalicylsäure (ASS oder »Aspirin«). Auch andere Medikamente, insbesondere nichtsteroidale entzündungshemmende Schmerzmittel (NSAR) wie Diclofenac oder Ibuprofen und Antibiotika wie Penicillin erhöhen das Risiko von Harnblutungen.

112 Welche Untersuchung kann einen Blasenkrebs sicher diagnostizieren?

Wenn bei der Abklärung einer Mikrohämaturie keine eindeutige Ursache gefunden wurde oder wenn Risikofaktoren für oder ein konkreter Verdacht auf einen Blasenkrebs bestehen, wird man die Durchführung einer Blasenspiegelung empfehlen. Nur so kann ein Blasentumor zweifelsfrei nachgewiesen bzw. mit großer Wahrscheinlichkeit ausgeschlossen werden. Die Durchführung mit einem dünnen und flexiblen Instrument ist problemlos und schmerzarm, siehe Frage 23. Wenn bei der Spiegelung der Verdacht auf einen Blasentumor besteht, kann der Arzt eine Art Zange durch das Endoskop in die Blase vorführen, um eine Gewebeprobe (Biopsie) zu entnehmen. Ist die Diagnose schon bei Betrachtung eindeutig, wird die Entfernung des Befundes in Narkose angeraten. Auf diese Weise können Diagnose und Therapie in einer Operation kombiniert werden. Einzelheiten zur Durchführung dieses Verfahrens finden Sie unter Frage 115. Man kann die Entdeckungsrate von Blasenkrebs im Rahmen der Blasenspiegelung durch die sogenannte Blaulicht-Cystoskopie um 20 % erhöhen. Diese Methode heißt photodynamische Diagnostik (PDD). Dazu wird ein lichtaktiviertes Medikament in die Blase gegeben, das von den Krebszellen aufgenommen wird. Diese Zellen leuchten (fluoreszieren) dann unter blauem Licht.

113 Gibt es denn keine bildgebenden Verfahren für die Erstdiagnose?

Nein! Für die Erstdiagnose sind Untersuchungsmethoden wie Ultraschall oder Computertomografie (CT) oder Magnetresonanztomografie (MRT) nicht geeignet, da damit die innere Auskleidung des Hohlorgans Harnblase nicht zuverlässig genug beurteilt werden kann. Kleine oder flache Tumoren würden allzu leicht übersehen. Diese Verfahren haben einen hohen Stellenwert in der Umfelddiagnostik, siehe Fragen 118 bis 121.

114 Gibt es Urinkrebstests?

Ja! Zum einen gibt es die Urinzytologie. Damit beschreibt man die mikroskopische Untersuchung einer Urinprobe zu Beurteilung abgeschilferter Urothelzellen auf bösartige Veränderungen. Bei aggressiven Tumoren ist die Urinzytologie sehr aussagekräftig, da sich höhergradige Zellveränderungen zeigen. Bei niedriggradigen Tumoren ist sie jedoch fehleranfällig.

Zum anderen gibt es einige Schnelltests, die verschiedene Blasentumormarker im Urin nachweisen. Diese Tests suchen nach Zellwandanteilen oder Oberflächenproteinen (Antigenen) von Tumorzellen oder nach Genveränderungen. Bekannte Testsysteme heißen NMP22 BladderChek®, BTA stat®, FISH UroVysion®, UBC Rapid®, RNA-Multigentest CxBladder® oder CellDetect ®. Bislang werden solche Tests allerdings nur von privaten Krankenkassen erstattet, weil die Sensitivität und Spezifität für einen flächendeckenden Einsatz noch nicht ausreichend belegt sind. Zur Erklärung der Begriffe: Sensitivität bedeutet, dass eine vorhandene Krankheit auch tatsächlich erkannt werden muss. Der Begriff Spezifität meint, dass bei Gesunden nicht fälschlicherweise eine Erkrankung angezeigt wird. Solche Tests können insbesondere Risikogruppen wie Rauchern und bestimmten Arbeitnehmergruppen (auf Selbstkostenbasis) zur Früherkennung angeboten werden.

115 Welche Operation erfolgt bei Erstdiagnose?

Wenn im Rahmen der Blasenspiegelung ein Tumor gesehen oder zumindest der Verdacht geäußert wurde, so ist der nächste Schritt immer die endoskopische Entfernung des Befundes im Rahmen einer Operation. Dieser Eingriff wird auch transurethrale Resektion der Blase, kurz **TUR-B** genannt. Dazu sind eine Narkose oder eine Betäubung der unteren Körperhälfte (Spinalanästhesie) und ein kurzer Krankenhausaufenthalt notwendig. Während des Eingriffs wird wie bei einer Blasenspiegelung ein Instrument mit einer Videokamera durch die Harnröhre in die Blase eingeführt. An der Spitze des starren Gerätes befindet sich eine elektrische Drahtschlaufe, die verwendet wird, um auffälliges Gewebe oder sichtbare Tumoren »abzuschaben«. Es werden zusätzlich separate Proben vom Resektionsrand und der Tumorbasis entnommen, um eine komplette Entfernung im Gesunden zu beweisen und die mögliche Einddringtiefe des Tumors zu erfassen. Ziel ist immer, die Krebszellen und umliegendes Gewebe bis in die Muskelschicht der Blasenwand zu entfernen. Die Blutstillung im Bereich der Entnahmestelle erfolgt mit Strom (sogenannte Koagulation). Der Operateur muss im OP-Bericht die Anzahl und Lokalisation der Tumoren sowie die geschätzte Tumorgröße in Zentimetern beschreiben. Das entnommene Gewebe wird zur Untersuchung an ein pathologisches Labor geschickt. Nach diesem Gewebebefund richten sich dann alle weiteren Maßnahmen.

116 Welche Risiken birgt die Operation?

Nach der Operation muss für ein bis zwei Tage ein Harnröhren-Katheter verbleiben, durch den die Blase und das Wundgebiet bei Nachblutungen gespült werden können. Ganz selten kommt es bei der Operation zu einer Verletzung aller Schichten der Blasenwand, also einem Loch in der Blase (Perforation). Dann muss der Katheter länger liegen bleiben. Und auch nach der Entfernung des Katheters können Blutungen auftreten, wenn sich beispielsweise bei körperlichen Belastungen Wundschorf vom Wundgebiet ablöst. Symptome ähnlich einer Blasenentzündung mit Brennen und häufigem Wasserlassen sind in der Frühphase nach OP sehr häufig. Ein Urinverlust durch Verletzung des Schließmuskels ist nach dieser Operation in aller Regel nicht zu befürchten. Muss eine TUR-B bei wiederholt auftretenden Tumoren mehrfach durchgeführt werden, besteht das Risiko, dass die Blasenwand vernarbt und an Dehnbarkeit verliert.

117 Was beschreibt der Pathologe im Gewebebefund?

Entscheidend für die weitere Therapie und den gesamten Krankheitsverlauf ist die feingewebliche mikroskopische Beurteilung des entfernten Tumorgewebes durch einen dafür ausgebildeten Facharzt. Dieser Befund wird auch kurz Histologie oder Pathologie genannt. Dabei beschreibt der Pathologe, wie die Zellen bei der Betrachtung durch ein Mikroskop erscheinen. Er bestimmt, von welchem Ursprungsgewebe die Tumorzellen ausgehen (meist von der Blasenschleimhaut). Weiterhin beurteilt er die Aggressivität des Tumors. Hier unterscheidet er zwischen gut differenzierten Tumoren, deren Zellen in Aussehen und Organisation normalen Zellen noch relativ ähnlich sind (gut differenziert oder »low grade«), und Krebszellen, die sehr auffällig aussehen und nur noch wenig Ähnlichkeit mit dem normalen Gewebe haben (schlecht differenziert oder »high grade«). Insbesondere geht es bei der pathologischen Beurteilung um den bedeutenden Unterschied zwischen einem in den Blasenmuskel eindringenden Karzinom und einem oberflächlichen (nicht-muskelinvasiven) Karzinom. In etwa drei Vierteln der Fälle ist bei Patienten mit Erstdiagnose eines Harnblasenkarzinoms die Erkrankung noch auf die Schleimhaut beschränkt und zeigt keine Tendenz, in die Tiefe zu wachsen. Obwohl diese Krebsform dazu neigt, häufig wieder aufzutreten, ist die Prognose deutlich besser als bei jenen Krebsformen, die sich bereits in tiefere Schichten der Blasenwand ausgedehnt haben. Insbesondere schlecht differenzierte Tumoren sind wesentlich aggressiver und neigen dazu, sich in die Tiefe der Muskelwand der Blase und in andere Gewebe und Organe auszubreiten. Daher ist diese Unterscheidung enorm wichtig! Wenn der Tumor in die Tiefe wächst, beschreibt der Pathologe die genaue Eindringtiefe in die Blasenwand, siehe T-Stadium bei Frage 123. Oft benötigt er spezielle Zusatzuntersuchungen oder Anfärbemethoden, um die Zellen und das Wachstumsmuster noch besser beurteilen zu können. Ein zumindest beginnendes Tiefenwachstum ist bei etwa jeder dritten bis vierten Neudiagnose festzustellen. Bei etwa jedem zehnten Fall hat der Krebs benachbarte Gewebe oder Lymphknoten außerhalb der Blase befallen. In seltenen Fällen (etwa 4 %) hat er schon in entfernte Körperteile gestreut.

118 Wie kann man Krebs im oberen Harntrakt erkennen?

Bei muskelinvasiven und aggressiven Tumoren muss man immer auch nach möglichen Tumorherden im oberen Harntrakt, also in den Nierenkelchen, im Nierenbecken und den Harnleitern suchen. Bei oberflächlichen und niedriggradigen Tumoren ist das nur dann notwendig, wenn es sich um mehrere Tumoren in der Blase handelte oder wenn ein Tumorherd sehr nahe an einer Harnleitermündung gelegen hat. Außerdem muss eine auffällige Urinzytologie (siehe Frage 114) immer durch Zusatzuntersuchungen abgeklärt werden. Hierzu wird der Harntrakt mit einem Kontrastmittel, das über die Nieren ausgeschieden wird, angefärbt und dann mittels konventionellem Röntgen (Ausscheidungsurogramm, AUG) oder durch Computertomografie (CT) oder Magnetresonanztomografie (MRT) untersucht. Computerprogramme können anhand der Bilddaten auch die ableitenden Harnwege bildlich rekonstruieren (sogenannte CT- oder MR-Urografie). Eine CT oder MRT kann zudem helfen, vergrößerte Lymphknoten oder den Befall anderer Organe im Bauchraum zu erkennen (siehe »Staging«, Frage 119).

Patienten, die wegen Allergien oder einer eingeschränkten Nierenfunktion nicht für eine Kontrastmittelgabe in den Blutkreislauf geeignet sind, kann ein sogenanntes retrogrades Pyelogramm angeboten werden. Für diesen Test wird ein Katheter durch die Harnröhre und bis in die Blase und in den Harnleiter eingeführt. Dann wird ein Kontrastmittel durch den Katheter nach oben bis in die Niere injiziert, um die Auskleidung der Blase, der Harnleiter und der Nieren auf Röntgenbildern besser sichtbar zu machen.

119 Wie kann man feststellen, wie weit der Krebs fortgeschritten ist?

Nach der Diagnose eines aggressiven und invasiven Tumors muss herausgefunden werden, ob der Krebs sich ausgebreitet hat, und wenn ja, wie weit. Dieser Vorgang wird als »Staging« bezeichnet. Nach Abschluss dieser Untersuchungen wird der Tumor dann einem genauen Stadium zugeordnet, nach dem sich das weitere Vorgehen richtet. Diese Einteilung basiert auf den Ergebnissen des pathologischen Gewebebefundes und von bildgebenden Tests wie Computertomografie (CT) oder Magnetresonanztomografie (MRT) des Bauchraumes und des Brustkorbes. Eine Untersuchung des Knochensystems (Skelett-Szintigrafie) wird nur bei entsprechenden Symptomen empfohlen.

120 Was ist eine Computertomografie (CT)?

Eine Computertomografie verwendet Strahlen aus einer Röntgenröhre, die sich in einem Ring um den Körper bewegt. So werden detaillierte Querschnittsbilder des Körpers erstellt. Dies kann hilfreich sein, um festzustellen, ob sich Blasenkrebs in nahe gelegene Lymphknoten ausgebreitet hat. Die Empfindlichkeit zur Entdeckung befallener Lymphknoten ist allerdings eingeschränkt, da diese erst ab einer bestimmten Größe von etwa 1 cm gesehen werden können. Ein weiterer Nachteil dieser Untersuchung ist die damit verbundene Strahlenbelastung. Da ein jodhaltiges Kontrastmittel gegeben wird, müssen vor der Untersuchung die Schilddrüsen- und Nierenwerte im Blut bestimmt werden.

121 Und was ist eine Magnetresonanztomografie (MRT)?

Eine Magnetresonanztomografie (MRT) wird auch als Kernspintomografie bezeichnet. Dabei werden mithilfe von Radiowellen und starken Magneten detaillierte Bilder von Weichteilen im Körper erzeugt. Die Untersuchung findet in einer Magnetröhre statt und dauert circa 30 Minuten. Es darf kein magnetisch reagierendes Metall (Herzschrittmacher, Prothesen, Pumpen) im Körper sein. In der Regel wird das Kontrastmittel Gadolinium gespritzt, um Details besser erkennen zu können. Bei bestimmten Fragestellungen kann eine MRT bessere Informationen liefern als eine CT, beispielsweise um das Einwachsen des Tumors in nahe gelegene Nachbarstrukturen außerhalb der Blase zu beurteilen.

122 Nach welchen Schweregraden wird Blasenkrebs eingeteilt?

Anhand der Befunde dieser Untersuchungen wird der Blasenkrebs in ein Stadium eingeteilt. Hierzu wird die sogenannte TNM-Klassifikation verwendet. Sie beschreibt sowohl die lokale Ausbreitung des Tumors in der Blase anhand des Pathologiebefundes als auch eine mögliche Verbreitung im Körper anhand der Röntgenbefunde und der bildgebenden Diagnostik. Dabei steht »T« für »Tumor« und beschreibt das Wachstum in und um die Harnblase. »N« steht für »Noduli«, also ob Absiedlungen in Lymphknoten bestehen, und »M« steht für »Metastasen«, also Fernabsiedlungen in anderen Organen oder im Knochen.

123 Was ist das T-Stadium?

Das T-Stadium beschreibt, ob und wie weit der Blasentumor in die Blasenwand eingedrungen ist und ob er sogar in das benachbarte Gewebe eingewachsen ist. Zur Erinnerung: Die Blasenwand besteht aus vier Schichten: der inneren Schleimhaut (Urothel), einer darunter liegenden dünnen Bindegewebsschicht, gefolgt von einer dickeren dreischichtigen Muskelschicht. Außen ist die Blase wieder von Bindegewebe und Fett umgeben. Je nach Eindringtiefe sind folgende Stadien beschrieben:

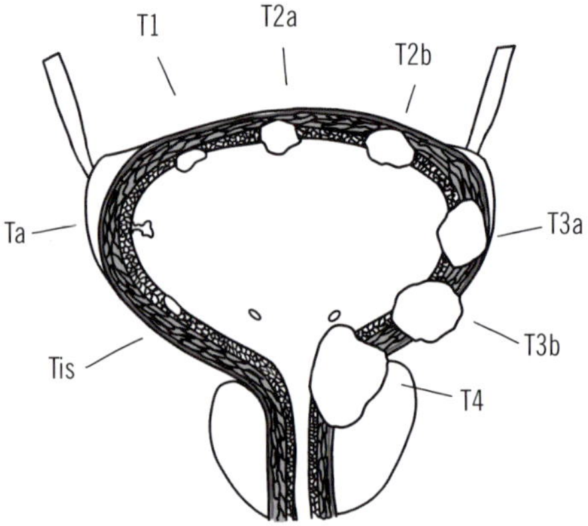

T-Stadien

Anmerkung: Bevor ein detaillierter Gewebebefund vorliegt, erhält die Tumorformel das Vorzeichen »c« für klinisch (also durch Untersuchungen) ermittelt. Erst nach der Operation wird die genaue Ausdehnung durch den Pathologen beschrieben, was durch das Vorzeichen »p« gekennzeichnet wird. Beispielsweise würde die Formel cT4b bedeuten, dass man schon im Röntgen sieht, dass der Tumor bis an die Beckenwand gewachsen ist, während das Kürzel pTa einen durch Gewebeuntersuchung gesicherten oberflächlichen Tumor beschreibt.

T-Stadien

Ta = Diese Tumorform zeigt keine Tendenzen, in die Tiefe zu wachsen, sondern wächst wie ein Bäumchen (aber ohne Wurzeln) nur in Richtung Blaseninneres. Mediziner bezeichnen diese Wachstumsform als papillär-nichtinvasiv.

Tis = Dieser Krebs wächst nur in der inneren Auskleidungsschicht der Blase. Er ist weder in Richtung Blaseninneres gewachsen, noch ist er in das Bindegewebe oder den Muskel der Blasenwand eingedrungen. Dies ist ein besonderes Wachstumsmuster, weil die Zellen zwar nicht in die Tiefe wachsen, aber in der Regel trotzdem aggressiv sind. Diese Ausbreitungsform heißt auch flaches, nichtinvasives Karzinom (Tis) oder auch Carcinoma in situ (CIS).

T1 = Der Krebs ist in die dünne Bindegewebsschicht unter der Blasenschleimhaut eingewachsen, hat aber die Muskelschicht in der Blasenwand nicht erreicht.

T2a = Der Krebs ist in die innere Muskelschicht der Blasenwand eingewachsen.

T2b = Der Krebs ist in die äußere Muskelschicht der Blasenwand eingewachsen, hat aber den Muskel nicht vollständig durchwandert.

T3 = Der Krebs hat die Muskelschicht der Blase durchdrungen und ist beginnend (T3a) oder deutlich (T3b) in die umgebende Fettgewebsschicht gewachsen.

T4a = Der Blasenkrebs hat sich in benachbarte Organe wie Prostata, Samenbläschen, Gebärmutter oder Vagina ausgebreitet, wächst aber nicht bis an die Beckenwand oder die Bauchdecke heran.

T4b = Der Krebs ist bis an die Beckenwand oder die Bauchdecke gewachsen.

124

Was ist das N-Stadium?

Das N-Stadium gibt an, ob sich der Krebs auf Lymphknoten ausgebreitet hat. Die Lymphe ist ein Gewebswasser, das abgestorbene Zellen, Eiweiß- und Fremdkörper, Bakterien, Fette und Stoffwechselendprodukte abtransportiert. Die bohnenförmigen Lymphknoten sind die ersten Filterstationen für den Abfluss der Lymphe aus einer bestimmten Körperregion. Daher breiten sich Tumorzellen, die die Blase verlassen, oft zuerst in den regionalen Lymphknoten im Bereich des kleinen Beckens aus. Die darauffolgende Station liegt dann entlang der großen Beckenarterien. Alle weiteren Lymphknoten gelten bereits als entfernte Lymphknoten. Eine Ausbreitung auf entfernte Knoten wird dann aber als Fernabsiedlung (Metastasierung) angesehen und in der Kategorie M beschrieben (siehe Frage 125). Die N-Klassifikation anhand der Staging-Untersuchungen ist oft ungenau, da befallene Lymphknoten in bildgebenden Untersuchungen oft nicht gut zu sehen sind. Sollte eine offene Operation notwendig sein, werden die regionalen Lymphknoten mit entfernt, was dann eine viel genauere Klassifikation ermöglicht (wiederum gekennzeichnet durch den Zusatz »p« in der Tumorformel):

125

Was ist das M-Stadium?

Das Stadium M zeigt an, ob sich der Krebs auf entfernte Regionen des Körpers ausgebreitet, also Metastasen gebildet hat. Bevorzugt befällt Blasenkrebs über die Blutbahn Organe wie Lunge, Leber oder Knochen sowie über Lymphbahnen auch Lymphknoten, die sich nicht in der Nähe der Blase befinden. Das M-Stadium wird anhand der bildgebenden Untersuchungen bestimmt.

126

Was ist das Grading?

Beim Grading beurteilt der Pathologe im Mikroskop das Wachstumsmuster und den Ausreifungsgrad der Krebszellen, also das

N-Stadium

NX: Regionale Lymphknoten können aufgrund fehlender Informationen nicht beurteilt werden.
N0: Noch keine regionale Lymphknotenausbreitung.
N1: Der Krebs hat sich auf einen nahe gelegenen Lymphknoten im kleinen Becken ausgebreitet.
N2: Der Krebs hat sich auf zwei oder mehr Lymphknoten im kleinen Becken ausgebreitet.
N3: Der Krebs hat sich auf Lymphknoten entlang der Beckenarterien ausgebreitet.

M-Stadium

M0 = Der Krebs hat sich nicht auf entfernte Stellen ausgebreitet.
M1a = Der Krebs hat sich auf entfernte Lymphknoten außerhalb des Beckens ausgebreitet.
M1b = Der Krebs hat sich auf entfernte Organe ausgebreitet.

Grading

Oberflächliche Tumoren
Low grade: hohe Ähnlichkeit mit dem Ursprungsgewebe
High grade: niedrige Ähnlichkeit mit dem Ursprungsgewebe
Invasive Tumoren
Grad 1 (G1): gut differenziertes, aber bösartiges Gewebe
Grad 2 (G2): mäßig differenziertes bösartiges Gewebe
Grad 3 (G3): schlecht differenziertes bösartiges Gewebe

Ausmaß der Bösartigkeit. Bei oberflächlichen Tumoren wird nur nach low grade und high grade unterschieden, siehe Frage 117. Bei invasiven Tumoren wird ein dreistufiges Grading-System angewendet.

127 Wie werden oberflächliche Tumoren behandelt?

Oberflächliche Blasentumoren können grundsätzlich durch eine TUR-B (siehe Frage 115) auf endoskopischem Weg vollständig entfernt und somit geheilt werden, denn der Krebs befindet sich ja nur in der inneren Auskleidungsschicht der Blase und ist nicht in die Blasenwand eingedrungen. Diese Aussage trifft für drei Viertel aller Harnblasenkarzinome zu. Aber auch oberflächliche Tumoren können unterschiedlich aggressiv sein. Um das Risiko eines Wiederauftretens (Rezidiv) oder eines Voranschreitens (Progress) besser einschätzen zu können, werden Risikogruppen gebildet. Die Risikogruppen bestimmen maßgeblich die Behandlungsstrategie, das Nachsorgeschema und das langfristige krankheitsfreie Überleben.

Daher werde ich im Folgenden immer wieder Bezug auf diese Einteilung nehmen.

Folgende Faktoren werden bei der Risikoeinteilung berücksichtigt:

- Handelt es sich um einen Ersttumor oder ein Rezidiv?
- Wie viele Tumoren waren bei Erstdiagnose vorhanden?
- Lag die Tumorgröße über 3 cm?
- Wie war das pathologische Stadium (T) der ersten OP?
- Wie aggressiv war der Tumor (Grading)?

Darauf basierend hat die European Organisation for Research and Treatment of Cancer (EORTC) einen Punkte-Score entwickelt, der eine Risikoklassifikation in die Gruppen niedriges, mittleres und hohes Risiko vornimmt. Man kann die Risikoeinteilung online berechnen unter: *https://www.eortc.be/tools/bladdercalculator/*

Eine ähnliche, aber etwas einfachere Einteilung ist in den deutschen Leitlinien festgelegt:

Risikogruppen des nicht-muskelinvasiven Harnblasenkarzinoms

Niedriges Risiko (low-risk):

- ein Tumorherd, oberflächlich (pTa), low grade (G1–2), kleiner als 3 cm

Mittleres Risiko (intermediate-risk):

- oberflächlich (pTa), low grade (G1–2), aber mehrere Tumorherde oder größer als 3 cm
- jeder low-risk-Tumor, der innerhalb eines Jahres wieder auftritt

Hohes Risiko (high-risk):

- alle T1-Tumoren
- alle high-grade (G3)-Tumoren
- jedes Tis
- jeder Ta-Tumor mit mehreren Tumorherden größer als 3 cm, der wieder auftritt
- alle feingeweblichen Varianten (kein klassisches Urothelkarzinom)

128

Wann ist eine zweite Operation durch TUR-B notwendig?

Nur bei oberflächlichen Tumoren der niedrigen Risikogruppe, die lediglich an einer Stelle aufgetreten sind, ist keine weitere Behandlung erforderlich. In diesen Fällen wird nur eine Nachkontrolle mit Blasenspiegelung nach einem festgelegten Schema alle drei bis sechs Monate durchgeführt (siehe Frage 160). Bei allen höheren Risikogruppen werden zusätzliche Maßnahmen empfohlen. Häufig wird die TUR-B nach spätestens sechs Wochen wiederholt, um sicherzustellen, dass der Krebs vollständig entfernt wurde und er nicht doch die Muskelschicht befallen hat.

Notwendigkeit einer zweiten TUR-B bei:

- inkompletter erster TUR-B
- fehlendem Nachweis von Muskelgewebe im Gewebebefund der ersten OP
- mittlerem und hohem Risiko
- Bei pTis erfolgt die zweite TUR-B erst nach einer BCG-Therapie (siehe Frage 131).

---

129 Kann man das Risiko eines Wiederauftretens (Rezidivs) reduzieren?

Ja! Man versucht, bei Patienten der mittleren und hohen Risikogruppe mögliche verbliebene oder sich neu bildende Tumorzellen durch Spülbehandlungen der Blase zu behandeln und damit das Risiko eines Wiederauftretens eines Blasentumors zu reduzieren. Eine solche Spülbehandlung wird als intravesikale Therapie bezeichnet. Das Medikament wird dabei über einen Harnröhrenkatheter direkt in die Harnblase gegeben, wo es bis zu zwei Stunden verbleiben und so die Zellen an der Innenseite der Blase angreifen soll. Ein Nachteil ist, dass für jede Therapiesitzung die Einlage eines Einmalkatheters durch die Harnröhre notwendig ist. Lokale Reizungen und ein brennendes Gefühl in der Blase sowie Blut im Urin sind möglich. Dafür treten allgemeine Nebenwirkungen außerhalb der Blase seltener auf. Krebszellen außerhalb der Blase und Tumoren im oberen Harntrakt können mit einer Spülbehandlung nicht erreicht werden. Es gibt zwei unterschiedliche Ansätze für diese Therapie: eine regelmäßige Spülung mit dem Chemotherapeutikum Mitomycin (MMC) und eine Art Immuntherapie gegen Blasentumorzellen mit dem Bacillus Calmette-Guérin (BCG), einem abgeschwächten Stamm des Tuberkuloseerregers.

130 Was ist eine intravesikale Chemotherapie mit Mitomycin?

Mitomycin (MMC) ist ein Mittel, das auch im Rahmen der allgemeinen (systemischen) Chemotherapie über die Blutbahn eingesetzt wird. Wenn es über einen Katheter direkt in die Blase eingebracht wird, tötet es dort aktiv wachsende Krebszellen ab. Es hat sich mittlerweile als Standard etabliert, dass MMC bei oberflächlichen Tumoren innerhalb der ersten 24 Stunden (am besten so früh wie möglich) nach einer TUR-B über den liegenden Katheter in die Blase gegeben wird, um alle möglicherweise bei der OP in der Blase verbliebenen Tumorzellen abzutöten und somit das Risiko zu vermindern, dass der Krebs zurückkehrt. Voraussetzung ist natürlich, dass unmittelbar nach der TUR-B keine Blutung und keine Perforation, also kein Loch in der Blase, vorliegen. Für viele Patienten genügt diese als »Frühinstillation« bezeichnete Maßnahme als einzige Zusatztherapie, falls sich im Gewebebefund der Befund eines oberflächlichen, niedriggradigen Low-risk-Karzinoms bestätigt. Für Patienten der mittleren Risikogruppe wird einige Wochen nach der Operation eine Fortführung der intravesikalen Chemotherapie mit MMC empfohlen. Dann werden 20–40 mg MMC über einen dünnen Katheter einmal wöchentlich über einen Zeitraum von sechs Wochen in die Blase gegeben. Bei erfolgreicher Therapie kann dann eine Erhaltungstherapie mit monatlichen Instillationen über mindestens ein Jahr angeschlossen werden. Die Chemotherapielösung kann zusätzlich erhitzt werden, bevor sie in die Blase gegeben wird. Dieses Verfahren wird Hyperthermische IntraVEsikale Chemotherapie (HIVEC) oder kurz Hyperthermie genannt. Mitomycin wirkt nämlich bei 43 Grad effektiver als bei normaler Körpertemperatur. Das Vorgehen ist aber noch nicht als Standard etabliert.

131 Was ist eine Spülbehandlung mit BCG?

Die regelmäßige Gabe von BCG direkt in die Blase scheint bei Blasenkrebserkrankungen der Hochrisikogruppe besser zu sein als eine intravesikale Chemotherapie mit MMC. Das Wirkprinzip ist das Auslösen einer Immunreaktion durch inaktivierte Tuberkulose-Bakterien (Bacillus Calmette-Guérin), sodass das körpereigene Immunsystem die Krebszellen angreift. BCG stimuliert dabei Abwehrzellen, die dann gezielt die Blasentumorzellen angreifen. Zusätzlich wird die Ausschüttung von Immunbotenstoffen (Zytokinen) angeregt. Eine solche Immunreaktion kann eine Vielzahl von Symptomen verursachen. Es ist üblich, für zwei bis drei Tage nach der Behandlung grippeähnliche Symptome wie Fieber, Schmerzen, Schüttelfrost und Müdigkeit zu haben. Auch ein brennendes Gefühl in der Blase, häufiges Wasserlassen und sogar Blut im Urin sind üblich. In seltenen Fällen kann sich BCG ins Blut und durch den Körper ausbreiten und zu einer schweren Allgemeininfektion führen. Dies kann sogar noch Jahre nach der Behandlung passieren. Wie bei MMC wird die Therapie mit BCG einige Wochen nach der TUR-B-Operation begonnen. Es wird sechs Wochen lang einmal pro Woche durchgeführt. Wenn diese Basistherapie (Induktion) gut anspricht und vertragen wird, folgt eine bis zu dreijährige Erhaltungstherapie von je drei Spülungen im Wochenabstand mit jeweils drei bis sechs Monaten Pause dazwischen.

132 Welche Behandlungen kommen bei mikroinvasivem Blasenkrebs (T1) infrage?

Blasenkrebs im Stadium T1 ist in die Bindegewebsschicht der Blasenwand eingewachsen, hat aber die Muskelschicht noch nicht erreicht. Diese Krebsform ist also nicht mehr als oberflächlich, aber auch noch nicht als muskelinfiltrierend einzustufen. Sie wird als mikroinvasiv bezeichnet. Eine Heilung durch TUR-B ist zwar möglich, jedoch wird mehrere Wochen nach der ersten OP eine zweite TUR-B empfohlen, um ganz sicher zu sein, dass keine Tumorreste verblieben sind. Und wenn der Krebs dann vollständig entfernt wurde, wird zusätzlich noch eine BCG- oder alternativ eine

MMC-Chemotherapie in die Blase verabreicht. Ist ein T1-Tumor sehr aggressiv (G3) und sind viele Tumorherde vorhanden oder ist der Tumor bei seiner ersten Entdeckung sehr groß, kann manchmal auch schon in diesem Stadium eine vollständige Entfernung der Harnblase (radikale Zystektomie) empfohlen werden. Spätestens bei einem ersten Rückfall nach einer BCG-Behandlung kommt die Zystektomie dann zum Einsatz (siehe Frage 135). Wenn dies nicht möglich ist oder abgelehnt wird, kann alternativ eine primär blasenerhaltende Kombinationstherapie aus TUR-B und Bestrahlung angeboten werden.

133 Welche Behandlungen kommen bei Blasenkrebs infrage, der in die Muskelschicht der Blase eingewachsen ist (mindestens T2)?

Wenn Blasenkrebs auch nur beginnend in die Muskulatur der Blase eingewachsen ist, kann er meist nicht mehr durch alleinige TUR-B langfristig geheilt werden. Schon rein technisch sind der OP Grenzen gesetzt, da man wegen der Gefahr einer Perforation nicht beliebig tief in die Blasenwand hinein resezieren kann. Die TUR-B dient dann der Sicherung der Diagnose und der Bestimmung der Eindringtiefe, manchmal auch nur zur Verkleinerung des Tumors. Die Standardbehandlung in diesem Tumorstadium ist daher die komplette Entfernung der Blase, die im medizinischen Fachjargon »radikale Zystektomie« genannt wird (siehe Frage 135). Meist werden auch die Lymphknoten in der Nähe der Blase mit entfernt. Es sollten mindestens 10 bis 16 Lymphknoten entfernt werden, denn eine ausgiebige Lymphknotenentfernung verbessert nachweislich das Überleben. Wenn dabei Absiedlungen in den Lymphknoten gefunden werden, kann nach der Operation eine zusätzliche Bestrahlung oder Chemotherapie erforderlich sein.

134

Wie schnell nach der TUR-B soll die Zystektomie erfolgen?

Früher galt die Regel, dass die OP innerhalb von drei Monaten nach Diagnosestellung erfolgen sollte. Heutzutage wird standardmäßig vor der Totalentfernung der Harnblase noch eine Chemotherapie (siehe Fragen 149 und 150) empfohlen, da sie den Patienten erwiesenermaßen hilft, länger zu leben als nach alleiniger Operation. Eine Chemotherapie vor (oder nach) der OP führt zu einer Verbesserung der Gesamtüberlebensrate um 5–10 % nach zehn Jahren. Durch die Chemotherapie wird die Operation zwar verzögert, das ist jedoch kein Problem, solange der Blasenkrebs während der Chemotherapie schrumpft. Wenn die Kontrollen unter laufender Chemotherapie aber zeigen, dass der Krebs wächst, muss die Operation vorgezogen werden.

135

Was genau ist eine »radikale Zystektomie«?

Der Begriff bezeichnet die komplette operative Entfernung der Harnblase. Bei Männern ist damit die zeitgleiche Entnahme der Prostata und der Samenbläschen und bei Frauen die Entfernung der Eierstöcke und der Eileiter sowie der Gebärmutter und des vorderen Teils der Scheide verbunden. Zudem werden möglichst alle benachbarten Lymphknoten entfernt. Der Eingriff erfolgt in Vollnarkose über einen Leibschnitt, der vom Brustbein bis zum Schambein geht (Laparotomie). Alternativ kann der Operateur über kleine Einschnitte mit langen, dünnen Instrumenten operieren, von denen eines am Ende eine winzige Videokamera hat. Dies wird auch laparoskopische Operation oder Schlüssellochchirurgie genannt. Der Chirurg kann die Instrumente entweder direkt halten oder an einem Bedienfeld im Operationssaal sitzen und von dort die Arme eines Robotersystems steuern. Die Vorteile einer roboterassistierten Operation sind eine dreidimensionale Sicht bei zehnfacher Vergrößerung sowie zitterfreie Bewegungen der Instrumente. Der Blutverlust und der Schmerzmittelbedarf sind dabei in der Regel aufgrund der kleineren Schnitte geringer, und der Krankenhausaufenthalt ist kürzer. Aber nicht jede Klinik verfügt über die notwendigen Geräte. Entscheidend für den OP-Erfolg ist ohnehin eher die Erfahrung des Operateurs mit dem angebotenen Verfahren. Sowohl die offene als auch die laparoskopische Operation dauern mehrere Stunden. Der Eingriff ist die größte OP in der Urologie. Der Krankenhausaufenthalt nach der Operation dauert ein bis zwei Wochen. Es bestehen die üblichen OP-Risiken während oder kurz nach einer solchen Operation wie Reaktionen auf die Narkose, Nachblutungen, Blutgerinnsel in den Beinen oder der Lunge (Thrombose und Embolie), Schädigung benachbarter Organe oder eine Infektion. Eventuell in den ersten Tagen nach der Operation auftretende Schmerzen können mit einer modernen Schmerztherapie kontrolliert werden.

136 Wann und warum muss auch die Harnröhre entfernt werden?

Wenn der Tumor sehr nah am Blasenausgang gelegen ist oder beim Mann sogar die Harnröhre im Bereich der Prostata befallen hat oder die pathologische Untersuchung zeigt, dass der Tumor bis an den Absetzungsrand im Bereich der Harnröhre herangewachsen ist, muss man in der gleichen Sitzung oder im Rahmen einer erneuten Operation auch die komplette Harnröhre operativ entfernen. Wird die Harnröhre belassen, bedarf sie einer besonderen Nachsorge durch regelmäßige Spiegelung, denn in einer »stillgelegten« Harnröhre zeigt sich eine höhere Rate neuer Krebsherde als in einer Harnröhre, die noch regelmäßig mit Urin gespült wird.

137 Und wohin fließt der Urin, wenn die Blase komplett entfernt wurde?

Nach kompletter Entfernung der Harnblase muss man eine andere Möglichkeit finden, den Urin zu speichern oder aus dem Körper zu leiten. Wenn der Urin direkt nach außen geleitet wird und man den Urinfluss aus dem Körper nicht kontrollieren kann, spricht man von einer »inkontinenten Harnableitung«. Wenn der Urin zunächst im Körperinneren gespeichert wird und man die Entleerung selbstständig oder über Hilfsmittel vornehmen kann, nennt man dies eine »kontinente Harnableitung«.

138 Welche inkontinenten Harnableitungen gibt es?

Die schnellste und einfachste Lösung ist es, links und rechts am Rücken einen Fistelkatheter durch die Haut bis in die Nieren zu legen oder die Harnleiter direkt in die Haut einzunähen. Dies ist jedoch mit einer deutlich reduzierten Lebensqualität verbunden, da zwei künstliche Körperöffnungen versorgt werden müssen und Infektionen auf kurzem Weg bis in die Nieren gelangen können, was zu einem schleichenden Funktionsverlust führen kann. Solche Harnableitungen werden daher nur bei reduziertem Allgemeinzustand und einer eingeschränkten Lebenserwartung empfohlen. Die bessere und sicherere Lösung besteht darin, ein kurzes Stück aus dem Dünndarm zu entnehmen und dieses mit den Harnleitern aus den beiden Nieren zu verbinden. Der Urin fließt dann von den Nieren durch die Harnleiter in das Darmstück, das mit seinem anderen Ende in die Haut an der Vorderseite des Bauches eingenäht ist. Dadurch entsteht ein gewisser Schutz der Nieren vor zurückfließendem Urin. Um die Öffnung an der Bauchhaut herum wird wasserdicht ein Beutel aufgeklebt, der den kontinuierlich abfließenden Urin auffängt und der bei Bedarf geleert werden kann. Diese gängige Form der Harnableitung bezeichnet man als »Ileum-Conduit«. Die Öffnung an der Bauchhaut wird auch als »Stoma« oder »Urostomie« bezeichnet.

139 Welche kontinenten Harnableitungen gibt es?

Anstatt den Urin in einen Beutel außerhalb des Körpers abzuleiten, besteht auch die Möglichkeit, aus Dünndarm eine kugelförmige »neue Blase« zu bilden. Diese kann dann beispielsweise an den Bauchnabel angeschlossen und über einen Einmalkatheter mehrfach täglich selbst entleert werden. Diese Form der Harnableitung heißt dann »katheterisierbarer Pouch«. Alternativ wird die »Darmkugel« wieder an die Harnröhre angeschlossen, sodass man den Urin auf normalem Wege entleeren kann. Hier lautet der medizinische Fachbegriff »Neoblase«. Voraussetzung ist, dass die Anschlussstelle an die Harnröhre tumorfrei ist. Diese Darmblase muss dann über Bauchpresse alle vier bis fünf Stunden entleert werden, denn einen normalen Harndrang kann man nach der OP nicht mehr empfinden. Es ist die bevorzugte Art der Harnableitung bei jungen Patienten mit guter Prognose, da das äußere Erscheinungsbild und die Lebensqualität am wenigsten beeinträchtigt werden.

140 Kann man nach einer solchen Operation noch Sex haben?

Die kosmetischen und körperlichen Veränderungen, die durch das Entfernen der Blase entstehen, können die Lebensqualität erheblich beeinträchtigen.

Bei der Frau wird im Rahmen der Zystektomie oft der vordere Teil der Vagina entfernt. Dies kann den Sex für manche Frauen unangenehm machen. Es gibt die Möglichkeit, die Vagina operativ wieder aufzubauen (sogenannte Vaginalrekonstruktion). Wenn die Nervenbündel, die seitlich entlang der Scheide verlaufen, beschädigt sind, kann auch die Orgasmusfähigkeit der Frau reduziert sein.

Bei Männern sind Potenzstörungen nach operativer Entfernung der Harnblase sehr häufig, da die Blut- und Nervenversorgung des Penis beeinträchtigt werden kann. Je jünger ein Mann ist, desto wahrscheinlicher ist es, dass sich dies im Laufe der Zeit wieder etwas bessert. Wenn eine Impotenz auftritt und ein Behandlungswunsch besteht, gibt es medikamentöse Möglichkeiten als Tablette (PDE-5-Hemmer wie Sildenafil, also »Viagra«) oder als Spritze (Schwellkörper-Autoinjektionstherapie, SKAT) sowie mechanische Hilfsmittel wie eine Vakuumpumpe bis hin zu einem operativen Einbau einer Schwellkörper-Prothese. Auch wenn man trotz Unterstützung keine Erektion mehr erreichen kann, berichten viele Männer noch über ein erhaltenes Orgasmusgefühl. Ein Samenerguss ist nach der OP allerdings nicht mehr möglich, da nach Entfernung von Prostata und Samenblasen kein Ejakulat mehr produziert wird.

Patienten mit einem künstlichen Urinausgang (Urostomie) sollten den Stomabeutel vor dem Sex entleeren, um das Risiko einer Leckage zu minimieren. Ein Überzug oder eine Art Bauchbinde sind nützlich, um den Beutel zumindest optisch zu verbergen. Beim Sex sollte die Stellung so gewählt werden, dass das Gewicht des Partners nicht zu sehr am Beutel reibt.

141 Soll ich nach der Operation in die Reha?

Ja! Sowohl nach einer Operation als auch nach einer Bestrahlung oder Chemotherapie wird jedem Patienten eine fachspezifische Rehabilitation angeboten. Hier werden viele Hilfestellungen durch Urologen, Physiotherapeuten und Psychologen angeboten. Der Schwerpunkt liegt auf der Instruktion zum richtigen Umgang mit der individuellen Form der Harnableitung, der Behandlung eines möglichen Urinverlustes und der Beratung über die Therapiemöglichkeiten einer sexuellen Funktionsstörung. Besonders wichtig nach einer so eingreifenden Therapie ist eine psychoonkologische Betreuung. Auch postoperative Erscheinungen wie beispielsweise ein Lymphstau der unteren Körperhälfte durch die Entfernung der Lymphknoten im Beckenbereich (Lymphödem) werden durch Kompressionsbehandlung und Lymphdrainage mitbehandelt. Eine Anschlussheilbehandlung ist im Rahmen eines circa dreiwöchigen

Aufenthaltes in einer auf Blasenkrebs spezialisierten Einrichtung, aber auch als ambulante Maßnahme möglich. Die Antragstellung erfolgt durch einen der behandelnden Ärzte.

142 Und wenn ich nicht für eine so große Operation geeignet bin oder die komplette Entfernung der Blase ablehne?

Eine Zystektomie ist ein großer und belastender Eingriff. Im Prinzip können aber heutzutage bei entsprechender Überwachung und Risiko-Nutzen-Abwägung nahezu bei jedem Patienten eine Vollnarkose und eine große OP durchgeführt werden. Für Patienten, die trotzdem aufgrund schwerwiegender gesundheitlicher Probleme nicht operiert werden können oder die eine Zystektomie strikt ablehnen, kann alternativ eine multimodale Therapie angeboten werden. Diese beinhaltet eine möglichst komplette endoskopische Entfernung des Tumors durch TUR-B und nachfolgend eine kombinierte Bestrahlungs- und Chemotherapie (Radio-Chemo-Therapie).

143 Man kann also auch eine Strahlentherapie bei Blasenkrebs einsetzen?

Ja! Das Prinzip einer Strahlentherapie beruht darauf, Krebszellen durch energiereiche Strahlung abzutöten. Dies funktioniert besonders gut bei kompakten Gewebeorganen wie zum Beispiel der Prostata. Bei beweglichen Hohlorganen wie der Harnblase sind die Anwendungsmöglichkeiten eingeschränkt.

Eine Strahlentherapie findet Anwendung:

- bei Patienten, die für eine Zystektomie nicht gesund genug sind (als Radio-Chemo)
- um zu versuchen, eine Zystektomie zu vermeiden (als Radio-Chemo)
- als Zusatzbehandlung, wenn der Krebs bei der Zystektomie nicht im Gesunden entfernt werden konnte (sogenannte R1-Resektion)
- bei fortgeschrittenem Blasenkrebs, der außerhalb der Blase gewachsen ist und nicht mehr operiert werden kann
- zur Behandlung von Absiedlungen in den Beckenlymphknoten
- zur Vorbeugung oder Behandlung von Symptomen wie zum Beispiel schmerzenden Knochenmetastasen
- bei speziellen Gewebearten des Tumors (wie Plattenepithel- oder Adenokarzinomen)

144 Wie wird eine Strahlentherapie durchgeführt?

Die sogenannte externe Strahlentherapie fokussiert die Strahlung von einer Quelle außerhalb des Körpers auf den Krebs. Die Durchführung der Behandlung läuft ähnlich wie bei einer Röntgenaufnahme, aber die verwendete Strahlung ist deutlich stärker. Vor Behandlungsbeginn wird durch Messungen anhand von bildgebenden Tests wie CT oder MRT der genaue Winkel für die Ausrichtung der Strahlen und die richtige Strahlendosis ermittelt. Anhand dieser Bilder kann ein Bestrahlungsplan erstellt werden. Die festgelegte Gesamtstrahlendosis wird dann auf viele einzelne Termine verteilt. Pro Sitzung wird eine Strahlendosis von 1,8–2 Gray (Gy) in den Körper gegeben. In der Regel wird über mehrere Wochen lang an fünf Tagen pro Woche ambulant behandelt. Um eine Heilung zu erreichen, ist eine Gesamtdosis von 40–70 Gy notwendig. Eine einzelne Bestrahlungssitzung ist schmerzfrei und erfolgt innerhalb weniger Minuten in Rückenlage, während sich das Bestrahlungsgerät um das Becken bewegt. Während der Bestrahlung wird die richtige Positionierung regelmäßig kontrolliert.

145 Was sind mögliche Nebenwirkungen der Strahlentherapie?

Immer wenn Energie auf den Körper einwirkt, können auch Nebenwirkungen auftreten. Bei der Bestrahlung hängen diese stark von der verabreichten Dosis und dem behandelten Bereich ab. Typisch sind Hautveränderungen im Bestrahlungsgebiet (von Rötungen bis hin zu Blasenbildung), Brennen beim Wasserlassen, häufiger Harndrang oder Blut im Urin sowie Durchfall oder Blut im Stuhl. Allgemeine Symptome wie Übelkeit und Erbrechen oder Blutwertveränderungen, die zu Müdigkeit, Blutungsneigung oder einem erhöhten Infektionsrisiko führen können, sind ebenfalls möglich. Diese Effekte verschwinden normalerweise im Laufe der Zeit wieder, einige Menschen haben längerfristige Probleme. Wenn die in der Nähe der Blase befindlichen Nerven und Blutgefäße beschädigt werden, können bei Männern Erektionsprobleme auch nach einer Bestrahlung auftreten.

146 Und was ist die erwähnte Radio-Chemo-Therapie?

Wenn man eine Chemotherapie mit einer Bestrahlung kombiniert, wird der Effekt verstärkt, da durch das Chemotherapeutikum Cisplatin die Tumorzellen besser auf eine Bestrahlung ansprechen – wir Mediziner nennen das Radiosensibilisierung. Ziel ist es, durch eine solche Kombinationstherapie die Harnblase zu erhalten. Dieses Vorgehen kann jedoch nicht als Standard angesehen werden, und das Behandlungskonzept muss mit den behandelnden Fachgebieten Urologie, Onkologie und Strahlentherapie abgesprochen werden. Es ist noch nicht klar, ob die Ergebnisse dieser Strategie so gut sind wie nach einer Zystektomie. Daher sind engmaschige und sorgfältige Nachuntersuchungen erforderlich, insbesondere wiederholte Blasenspiegelungen mit Gewebeproben während der Behandlung und sechs bis zwölf Wochen nach Therapieende. Gegebenenfalls muss dann zusätzlich noch eine Spülbehandlung mit BCG erfolgen. Wenn in der darauffolgenden Biopsie immer noch Krebs gefunden wird, ist wahrscheinlich doch eine Zystektomie erforderlich, sofern man eine Heilung erzielen möchte.

147 Könnte man nicht nur den erkrankten Teil der Blase entfernen?

Eine Blasenteilresektion ist zwar möglich, gilt aber ebenfalls nicht als das empfohlene Standard-Vorgehen. Gute Voraussetzungen sind gegeben, wenn der Krebs zwar in die Muskelschicht der Blasenwand eingedrungen ist, aber erstens nicht sehr groß ist und zweitens nur eine Stelle befallen hat. Je nach Lokalisation dieses Herdes kann man dann nur den befallenen Teil der Blasenwand herausschneiden und die restliche Blase wieder mit einer Naht verschließen. Auf diese Weise kann man zwar die Blase erhalten und benötigt keine Harnableitung, jedoch kann die verbliebene Blase oft nicht mehr viel Urin speichern. Zudem besteht die Hauptsorge darin, dass Blasenkrebs in einem anderen Teil der Blase wieder auftreten kann, da es sich bei Blasenkrebs ja bekanntlich um eine generelle Anfälligkeit der Blasenschleimhaut handelt.

148 Welche Behandlungen kommen infrage, wenn der Krebs die Blasenwand durchbrochen hat?

Auch Patienten, deren Tumor lokal weit fortgeschritten ist, weil er die Blasenwand durchbrochen hat (T3) oder in Nachbarorgane eingewachsen ist (T4), bei denen aber noch keine Metastasen nachgewiesen sind (M0), kommen prinzipiell noch für eine vollständige Entfernung der Harnblase infrage. Eine Chemotherapie vor der Operation (neoadjuvant) soll zudem die Tumorgröße und das

Rückfallrisiko schon vor dem Eingriff senken. Auch eine Chemotherapie nach der Operation (adjuvant) kann Patienten helfen, länger krebsfrei zu bleiben.

In einigen Fällen kann die Operation aber nicht mehr den gesamten Krebs entfernen. Dann zielt der Eingriff eher darauf ab, die Tumormasse zu reduzieren und das Wachstum und die Ausbreitung des Krebses zu verlangsamen. Obwohl dann keine endgültige Heilung mehr erzielt werden kann, kann man den meisten Betroffenen doch zumindest helfen, länger zu leben, sich besser zu fühlen oder die Symptome zu lindern. Wichtig ist, dass die Zielsetzungen der geplanten Maßnahmen im Arztgespräch offen erläutert und diskutiert werden.

Wenn der Tumor hingegen bereits in die Becken- oder Bauchwand eingedrungen ist (T4b) oder gestreut hat (M1), verzichtet man zumeist auf eine umfängliche Operation. Dann sind eine Chemotherapie oder eine Immuntherapie die besseren Optionen (siehe Fragen 149 und 153).

Bei Patienten, bei denen der Blasentumor sehr schmerzhaft ist, stark blutet oder bereits die Harnwege so verlegt, dass sich Urin bis zur Niere zurückstaut, kann auch eine Umleitung des Urins zur Stilllegung der Blase erfolgen.

149 Und wenn der Krebs schon bei der ersten Diagnose gestreut hat?

Wenn sich Blasenkrebs bereits auf entfernte Körperteile ausgebreitet hat (M1), ist eine Chemotherapie die Behandlung der ersten Wahl. Die Therapie wird typischerweise über eine Vene als Infusion in die Blutbahn gegeben. Oft wird hierzu ein spezielles venöses Zugangssystem (Port) in einer Vene am Arm oder in der Nähe des Schlüsselbeins angelegt. Die Medikamente wandern dann durch den Blutkreislauf und erreichen die Krebszellen in fast allen Teilen des Körpers. Die Verabreichung kann meist ambulant erfolgen. Die übliche Verabreichung erfolgt in Zyklen im Abstand von vier Wochen, damit sich der Körper in den Ruhephasen erholen kann. Jeder Zyklus dauert in der Regel ein bis zwei Wochen. Die Standarddosierung wird anhand der Körperoberfläche und der Nierenfunktion berechnet. Nach der Behandlung wird die Krebsausbreitung erneut untersucht (Re-Staging). Wenn dann immer noch Anzeichen von Krebs bestehen, können eine weitere Chemotherapie, eine Bestrahlung oder eine Immuntherapie angeboten werden.

150 In welchen Situationen wird eine Chemotherapie eingesetzt?

Vor einer Operation als neoadjuvante Therapie kommt die Chemotherapie im Stadium T2 und T3 zum Einsatz. Man versucht so, vor der geplanten Operation den Tumor zu verkleinern und die Wahrscheinlichkeit eines Wiederauftretens des Krebses zu verringern. Laut Studien wird die Gesamtsterblichkeit bei diesem Vorgehen um 14 % gesenkt. Es werden drei bis vier Zyklen einer cisplatinhaltigen Kombinationschemotherapie gegeben. Am häufigsten verwendet wird die Kombination Cisplatin/Gemcitabin. Eine Kontrolle ist nach jeweils zwei Zyklen erforderlich, um einen Progress nicht zu übersehen und die Operation nicht zu lange zu verzögern.

Die Anwendung einer Chemotherapie nach der Operation wird als adjuvante Therapie bezeichnet. Diese soll alle Krebszellen abtöten, die möglicherweise im Körper verblieben sind. Eine hohe Rezidivwahrscheinlichkeit nach Zystektomie besteht bei den lokal fortgeschrittenen Tumorstadien (pT3–4) und/oder bei Lymphknotenmetastasen (pN1–3). Dann werden vier Zyklen cisplatinbasierter Chemotherapie veranschlagt. Dies kann die Wahrscheinlichkeit verringern, dass der Krebs später wiederkehrt, und die Sterblichkeit kann damit um 26 % gesenkt werden.

Als alleinige Therapie kommt die Chemotherapie infrage, wenn der Krebs schon bei der ersten Diagnose gestreut hat und keine Operation geplant ist. Dann sind sechs Zyklen das Therapieziel.

Gängige Chemotherapie-Kombinationen bei Blasenkrebs

Gem/Cis: Gemcitabin und Cisplatin

MVAC: Methotrexat, Vinblastin, Doxorubicin (Adriamycin) und Cisplatin

CMV: Cisplatin, Methotrexat und Vinblastin

Gem/Pac: Gemcitabin und Paclitaxel

Seltenere Arten von Blasenkrebs (Plattenepithelkarzinom, Adenokarzinom, kleinzelliges Karzinom) können auch mit anderen Medikamenten behandelt werden.

151 Was sind die möglichen Nebenwirkungen einer Chemotherapie?

Chemotherapie-Medikamente greifen ungezielt alle Zellen im Körper an, die sich rasch vermehren, also auch Zellen in der Darmschleimhaut, in den Haarwurzeln oder im Knochenmark, wo neue Blutzellen gebildet werden. So resultieren typische Nebenwirkungen wie:

- Übelkeit, Erbrechen, Appetitverlust
- Haarausfall
- wunde Stellen im Mund
- Durchfall oder Verstopfung
- erhöhtes Infektionsrisiko (aufgrund eines Mangels an weißen Blutkörperchen)
- leichte Blutungen oder Blutergüsse (aufgrund eines Mangels an Blutplättchen)
- Müdigkeit (aufgrund eines Mangels an roten Blutkörperchen)

Diese Nebenwirkungen hängen von der Art und Dosis der verabreichten Medikamente und der Dauer der Einnahme ab. Es gibt Möglichkeiten, diese Nebenwirkungen zu verringern oder zu verhindern. In einigen Fällen muss jedoch die Dosis der Chemotherapeutika reduziert werden.

152 Und wenn man nicht für eine Chemotherapie geeignet ist?

Eine Chemotherapie kann eine belastende Behandlung sein. Da der Blasentumor eine Erkrankung des höheren Lebensalters ist, müssen bei bestehenden Vorerkrankungen häufig Nutzen und Risiko gegeneinander abgewogen werden. Folgende Patientengruppen sind aufgrund gesundheitlicher Einschränkungen für eine Chemotherapie nicht geeignet:

Patienten

- mit einem reduzierten Allgemeinzustand (Karnofsky-Index unter 70 und/oder ECOG-Status 2 oder höher)
- mit einer Nierenschwäche (Kreatinin-Clearance unter 40 ml/min)
- mit einem höhergradigen Hörverlust
- mit einer Störung des peripheren Nervensystems (Polyneuropathie)
- mit einer Herzschwäche (NYHA 3/4)

Als Alternativen stehen dann zur Verfügung:

- eine Verminderung der Chemo-Dosis (bei leicht eingeschränkter Nierenfunktion)
- alternative Chemo-Kombinationen wie Gemcitabin/Carboplatin
- eine Strahlentherapie
- eine Immuntherapie mit Atezolizumab oder Pembrolizumab

153 Es gibt also auch eine Immuntherapie gegen Blasenkrebs?

Ja! Krebszellen nutzen manchmal wichtige Schlüsselstellen, sogenannte Checkpoints, um den Angriffen des Immunsystems zu entkommen. Wenn man diese Checkpoints blockiert, kann das

Immunsystem die veränderten Zellen wieder besser erkennen und bekämpfen. Diese Medikamentengruppe wird aufgrund ihres Wirkmechanismus als Checkpoint-Inhibitoren (CPI) bezeichnet. Zwei wichtige Checkpoints beim Blasenkrebs heißen »programmed cell death protein 1«, kurz PD-1, und »programmed death-ligand 1«, kurz PD-L1. Voraussetzung dafür, dass solche Medikamente eingesetzt werden können, ist, dass PD-L1 oder PD-1 auf den Tumorzellen und auf den Immunzellen im Tumor in ausreichender Menge nachgewiesen werden kann.

Aktuell verfügbar sind als
PD-1-Hemmer: Nivolumab (Opdivo®), Pembrolizumab (Keytruda®)
PD-L1-Hemmer: Atezolizumab (Tecentriq®), Avelumab (Bavencio®)

In folgenden Situationen wird die Immuntherapie eingesetzt:

- als Erstlinientherapie bei Patienten, die nicht für eine cisplatinbasierte Chemotherapie geeignet sind (Atezolizumab oder Pembrolizumab)
- als Zweitlinientherapie bei Patienten mit fortgeschrittenem Blasenkrebs, der nach einer Chemotherapie wieder zu wachsen beginnt (bevorzugt Pembrolizumab, alternativ Atezolizumab oder Nivolumab)
- als Erhaltungstherapie bei Patienten, die nach einer cisplatinbasierten Chemotherapie progressionsfrei sind (Avelumab)
- als Erhaltungstherapie für ein Jahr nach einer Operation, wenn ein sehr hohes Risiko für ein Wiederauftreten besteht (Nivolumab), noch nicht offiziell zugelassen

Checkpoint-Inhibitoren werden je nach Medikament alle zwei bis sechs Wochen als intravenöse Infusion verabreicht. Die Nebenwirkungen einer Immuntherapie sind typische entzündliche Autoimmunreaktionen an der Haut und an inneren Organen wie der Lunge oder den Nieren, welche auch noch Monate nach der letzten Dosis auftreten können.

154 Können Sie noch mal zusammenfassen, welche Therapie für welchen Blasenkrebs infrage kommt?

Stadiengerechte Therapie von Blasentumoren

Oberflächlich, niedriges Risiko	TUR-B (+ MMC früh)
Oberflächlich, mittleres Risiko	TUR-B (+ MMC früh) + Re-TUR-B + MMC oder BCG
Oberflächlich, hohes Risiko	TUR-B (+ MMC früh) + Re-TUR-B + BCG (auch Zystektomie möglich)
Carcinoma in situ	TUR-B (+ MMC früh) + Re-TUR-B + BCG (alternativ Zystektomie)
Mikroinvasiv T1	TUR-B (+ MMC früh) + Re-TUR-B + Zystektomie (alternativ BCG)
Muskelinvasiv T2/T3	TUR-B + Chemo + Zystektomie
Organüberschreitend T4	TUR-B + Chemo + Zystektomie falls möglich (oder zuerst Zystektomie, dann Chemo)
Metastasiert	Chemo, Bestrahlung, Immuntherapie, palliative Zystektomie
Rezidiv nach Chemo	Immuntherapie (Pembrolizumab), Cisplatin-Re-Challenge nach 6 Monaten, andere Chemo (Vinflunin, Taxane), Teilnahme an Studien

155 Gibt es noch weitere Therapieansätze?

Während eine Chemotherapie ungezielt nach der Rasenmäher-Methode alle schnell wachsenden Zellen im Körper angreift und die Immuntherapie das eigene Immunsystem in eine bessere Lage im Kampf gegen den Krebs versetzt, werden auch Medikamente entwickelt, die gezielt bestimmte Arten von Krebszellen identifizieren und angreifen sollen. Dieses Vorgehen wird dann als »targeted therapy« bezeichnet. Ein Beispiel sind sogenannte FGFR-Inhibitoren. Fibroblasten-Wachstumsfaktor-Rezeptoren (FGFRs) sind eine Gruppe von Proteinen auf den Blasenkrebszellen, die diese zum Wachstum stimulieren. Ein Medikament, der bislang nur in Amerika zugelassene FGFR-Hemmer Erdafitinib (Balversa®), zielt auf Zellen mit nachgewiesenen Veränderungen im FGFR2- oder FGFR3-Gen ab. Das Mittel kann in den USA zur Behandlung von lokal fortgeschrittenem oder metastasiertem Blasenkrebs verwendet werden, der diese Genveränderungen aufweist und trotz Chemotherapie immer noch wächst.

156 Gibt es Ansätze aus der Alternativmedizin?

Leider liegen keine Studiendaten vor, die einen positiven Einfluss naturheilkundlicher oder alternativmedizinischer Verfahren auf den Verlauf oder die Heilung von Blasenkrebs bewiesen hätten. Auch für Nahrungsergänzungsmittel einschließlich Vitaminen, Mineralstoffen und pflanzlichen Produkten kann ich keine auf wissenschaftlichen Daten basierende Empfehlung aussprechen. Dies bedeutet selbstverständlich nicht, dass Sie generell keine Nahrungsergänzungsmittel nehmen dürfen. Ich warne lediglich davor, die schulmedizinische Behandlungsstrategie zugunsten nicht erwiesener Heilmethoden zu verzögern.

157 Soll ich an Studien teilnehmen?

Ja! Wenn bewährte Methoden ausgeschöpft sind oder nicht mehr infrage kommen, gibt es die Möglichkeit, neue Therapien und Medikamente im Rahmen klinischer Studien zu erhalten. Ob Sie in

Ihrer Situation für eine aktuell laufende Studie geeignet sind, können Sie im Studienregister unter *www.drks.de* nachsehen und sich in einem der Studienzentren beraten lassen.

158 Wie häufig kehren oberflächliche Blasentumoren zurück?

Alle Risikogruppen zusammengenommen, treten oberflächliche Blasentumoren bei der Hälfte aller Betroffenen innerhalb der ersten fünf Jahre wieder auf! Rezidive der niedrigen und mittleren Risikogruppe sind selten invasiv oder sogar lebensbedrohlich. Die langfristigen Aussichten für oberflächlichen Blasenkrebs im Hochrisiko-Stadium (insbesondere für das flache nichtinvasive Carcinoma in situ) sind hingegen nicht so gut. Diese Krebsarten sind aggressiver und haben ein höheres Risiko, auch in tiefere Schichten der Blase zu wachsen. Jeder vierte Patient erleidet einen Progress im Sinne eines höheren Tumorstadiums. Daher ist eine regelmäßige Tumornachsorge durch den Urologen unentbehrlich.

Risiko innerhalb von 5 Jahren für:

	Wiederauftreten (Rezidiv)	Voranschreiten (Progress)
Low risk	31 %	1 %
Intermediate risk	46–62 %	6 %
High risk	78 %	17–45 %

159 Wie genau läuft die Nachsorge bei oberflächlichen Tumoren ab?

Die wichtigste Grundlage der urologischen Tumornachsorge bei oberflächlichen Blasentumoren ist die regelmäßige Blasenspiegelung! Die bei Frage 112 erwähnte zusätzliche photodynamische

Diagnostik (PDD) kann die Erkennungsrate in der Nachsorge erhöhen. Sie wird empfohlen, wenn der Tumor in der Vorgeschichte an mehreren Stellen lokalisiert oder aggressiv war.

In Abhängigkeit von der Risikogruppe werden ergänzend Ultraschall- und Röntgenkontrollen des oberen Harntraktes mittels CT- oder MRT-Urografie durchgeführt. Zusätzlich kann die Urinzytologie in der Nachsorge eingesetzt werden. Urintumormarker (siehe Frage 114) werden zwar auch in der Nachsorge eingesetzt, können jedoch die notwendige Blasenspiegelung nicht ersetzen.

160 Wie häufig kehren invasive Blasentumoren zurück?

Das Risiko einer Rückkehr des Tumors ist am höchsten in den ersten zwei Jahren nach einer operativen Entfernung der Harnblase. Fast jeder dritte Patient erleidet innerhalb von fünf Jahren nach einer radikalen Zystektomie einen systemischen Progress, also ein erneutes Wachstum von Tumorzellen an anderen Stellen im Körper. Bei jedem fünften Patienten findet sich dieses Rezidiv im kleinen Becken, also dort, wo die Blase saß, bei 10–15 % der Fälle finden sich Absiedlungen in den Lymphknoten, und jeweils 5 % entfallen auf den verbliebenen oberen Harntrakt und beim Mann auf die Harnröhre. Die übrigen Betroffenen haben Fernabsiedlungen in anderen Organen wie Leber, Lunge oder Knochen.

161 Gibt es ein übersichtliches Nachsorgeschema?

Ja! Auch hierbei orientieren wir uns wieder an der Risikoeinteilung aus Frage 127. Bitte blättern Sie zur Übersicht um auf Seite 120.

Nachsorgeschema oberflächlicher Blasentumoren

Low:	Blasenspiegelung nach 3 und 12 Monaten, dann einmal pro Jahr für 5 Jahre; keine routinemäßige bildgebende Verlaufskontrolle des oberen Harntraktes
Intermediate:	Blasenspiegelung im 1. Jahr alle 3 Monate; Blasenspiegelung im 2. und 3. Jahr alle 6 Monate, danach jährlich; Ergänzend sollte die Urinzytologie eingesetzt werden; Bildgebung oberer Harntrakt einmal jährlich nur bei Tumoren, die an mehreren Stellen oder in der Nähe der Harnleitermündung lagen
High:	Blasenspiegelung in den ersten beiden Jahren alle 3 Monate; Blasenspiegelung im 3. und 4. Jahr alle 6 Monate, danach jährlich; Ergänzend sollte die Urinzytologie eingesetzt werden; Bildgebung oberer Harntrakt durch CT-Urografie einmal jährlich

162 Und wie läuft die Nachsorge nach Entfernung der Harnblase ab?

Um im Rahmen der Nachsorge von Blasentumor-Patienten nach radikaler Zystektomie nach Absiedlungen in anderen Organen oder den Lymphknoten oder dem oberen Harntrakt zu suchen, ist die Computertomografie des Bauchraumes und des Brustkorbes mit Kontrastmittel das Verfahren der Wahl. Zur Entdeckung von Tumorrezidiven im oberen Harntrakt soll zudem eine Urinzytologie durchgeführt werden, und zur Kontrolle des Harnröhrenstumpfes sind beim Mann eine Harnröhrenspiegelung und eine Urin-Zytologie aus der Harnröhre notwendig. Dazu wird die stillgelegte Harnröhre gespült, und die in der Spülflüssigkeit enthaltenen Zellen werden mikroskopisch beurteilt.

Die Nachsorgeintervalle richten sich nach dem Tumorstadium. Die erste Nachsorge erfolgt drei bis sechs Monate nach der OP. Bei lokal begrenzten Blasentumoren (< pT2) sollte das 6-Monats-Intervall mindestens zwei Jahre eingehalten werden, bei lokal fortgeschrittenen Blasentumoren (> pT3 und/oder pN1) mindestens drei Jahre, danach jährlich bis zum fünften Nachsorgejahr. Ab dem sechsten Nachsorgejahr erfolgt eine Bildgebung nur noch bei neu aufgetretener Harnstauungsniere oder auffälliger Urinzytologie.

163 Welche Funktionen müssen bei einer Harnableitung überwacht werden?

Fast genauso wichtig wie die Kontrolle auf Tumorfreiheit ist in der Nachsorge nach Zystektomie das ausführliche Gespräch über Lebensqualität, Urinkontrolle, Umgang mit dem Stoma und sexuelle Funktionsstörungen. Auf organischer Ebene erfolgt die Überwachung der Nierenfunktion, des Harnabflusses und bestimmter Stoffwechselprozesse, denn jede Form von Harnableitung kann zu spezifischen Problemen führen. Beispielsweise kann es durch Narben an den Harnleiter-Einnahtstellen in den Darm oder durch

Schleimverstopfung oder Steinbildung in der Neoblase zur einer Abflussbehinderung des Urins kommen. Patienten mit einer Neoblase oder einer anderen Form der Harnableitung sind generell anfälliger für Harnwegsinfektionen, was zu einem schleichenden Funktionsverlust der Nieren führen kann. Daher müssen regelmäßige Urinkontrollen, Ultraschalluntersuchungen der Nieren sowie Laborkontrollen der Nieren- und Entzündungswerte erfolgen. Abhängig davon, wie lang das zur Bildung einer Neoblase oder eines Ileum-Conduits verwendete Dünndarmstück war, kann es zu Resorptionsproblemen und Stoffwechselstörungen kommen. Insbesondere die Resorption des Vitamins B12 kann gestört sein. Daher muss der Vitamin-B12-Spiegel mindestens einmal im Jahr überprüft und eventuell Vitamin B12 gespritzt werden. Aufgrund der möglichen Aufnahme von Säuren aus dem Urin ins Blut über den Kontakt des Urins zur Darmschleimhaut sind regelmäßige Kontrollen des Säure-Basen-Haushaltes über Blutgasanalysen notwendig. Diese Nachsorge in Bezug auf funktionelle Störungen nach radikaler Zystektomie und Harnableitung muss lebenslang erfolgen.

164 Wie sind die Überlebensraten bei Blasenkrebs?

Die Überlebensraten geben an, wie viel Prozent der Menschen mit der gleichen Art und dem gleichen Krebsstadium im Vergleich zur Gesamtbevölkerung nach einer bestimmten Zeit nach der Diagnose noch am Leben sind. Üblicherweise wird hier ein Fünfjahreszeitraum zugrunde gelegt. Wichtigste Prognosefaktoren sind dabei das T-Stadium und der Lymphknotenstatus (N).

Die folgenden Daten stammen aus der amerikanischen SEER-Datenbank:

Relative 5-Jahres-Überlebensraten	
Oberflächliche Tumoren	96 %
Lokalisierte Tumoren T2/T3a	69 %
Regional (ab 3b/4a oder Lymphknoten)	37 %
Metastasiert	6 %
Alle SEER-Datenbank-Stufen zusammen	77 %
Für Männer	79 %
Für Frauen	73 %

165 Haben Sie noch eine abschließende Botschaft, Herr Doktor?

Ja, ich denke, die Zahlen zum Blasenkrebs sprechen eine eindeutige Sprache: Reduzieren Sie Ihr Risiko und verzichten Sie unbedingt auf Nikotin! Und nutzen Sie alle Früherkennungsmöglichkeiten, die von den Krankenkassen oder durch Betriebsärzte angeboten werden! Lassen Sie aber auch sonst jegliche Art von Beschwerden mit der Harnblase unbedingt fachärztlich abklären! So sorgen Sie dafür, dass nichts übersehen oder verschleppt wird. Und – gleichgültig, unter welchen Beschwerden Sie leiden: In nahezu jeder Situation ist zumindest eine graduelle Besserung möglich. Ihre Urologin oder Ihr Urologe wird Sie dabei vertrauensvoll unterstützen und begleiten!

HARNBLASE: ANHANG

6

Quellen

Interdisziplinäre S3 Leitlinie Epidemiologie, Diagnostik, Therapie, Prävention und Management unkomplizierter, bakterieller, ambulant erworbener Harnwegsinfektionen bei erwachsenen Patienten: *https://www.awmf.org/uploads/tx_szleitlinien/043-044l_S3_Harnwegsinfektionen_2017-05.pdf*

S2k-Leitlinie »Die überaktive Blase«: *https://www.awmf.org/uploads/tx_szleitlinien/015-007l_S2k_Ueberaktive_Blase_2010-abgelaufen.pdf*

Interdisziplinäre S2e-Leitlinie für die Diagnostik und Therapie der Belastungsinkontinenz der Frau: *https://www.awmf.org/uploads/tx_szleitlinien/015_005l_S2e_Belastungsinkontinenz_2013-07-abgelaufen.pdf*

S3-Leitlinie Früherkennung, Diagnose, Therapie und Nachsorge des Harnblasenkarzinoms: *https://www.awmf.org/uploads/tx_szleitlinien/032-038OLl_S3_Harnblasenkarzinom_2020-04-verlaengert.pdf*

Literaturtipps

Roth, Stephan: Blase gut – alles gut. Ihr Navigator für das Herz im Unterleib – bei Entzündungen, Inkontinenz, Harndrang & Co., Norderstedt (BoD) 2020

Bulla, Birgit: Noch ganz dicht? – Alles Wissenswerte über die Blase, München (hanserblau), 2020

Hilfreiche Adressen

Deutsche Gesellschaft für Urologie e. V.
Uerdinger Straße 64, D–40474 Düsseldorf
Tel.: +49 211/516096-0
www.urologenportal.de
info@urologenportal.de

Deutsche Kontinenz Gesellschaft e. V.
Friedrichstraße 15, D–60323 Frankfurt am Main
Tel.: +49 69/79588393
www.kontinenz-gesellschaft.de
info@kontinenz-gesellschaft.de

Deutsche Krebsgesellschaft e. V.
Kuno-Fischer-Straße 8, D–14057 Berlin
Tel.: +49 30/322932-90
www.krebsgesellschaft.de
service@krebsgesellschaft.de

Autorenkontakt

Dr. med. Christoph Pies
www.doc-pies.de
blase@doc-pies.de